余命宣告のストラテジー

そのひと手間が訴訟を回避する

編著　萩原明人

著　菊川　誠
金澤剛志
永田高志
岡村知直

● **Kinpodo**

　このたび領域の異なる複数の専門家が患者に対する病名や余命の告知の問題を自身の立場から検討し、一書にまとめて上梓することになりました。

　患者が医師とコミュニケーションをうまく取れないと、治療に対する満足度が低下し、ひいては、医事紛争が起こりかねません。わが国の最近の医事訴訟を見ますと、診断、処置、投薬については医師に過失がないにもかかわらず、説明義務違反を理由に医師の過失が認定される事案が増えています。その中でも、病名や予後の説明に関する事案が多く含まれており、この問題が重要な課題になっていることが分かります。患者は医療者とのコミュニケーションについて最も不満を持ちやすいと言われています。医師の説明に関するトラブルは、最近の人権意識の高揚、自己決定権の重視という風潮とも相まって、今後ますます増えることでしょう。

　医師は患者に対して説明義務を負っていますが、説明の程度については争いがあります。(1) 一般的（平均的）な患者が求める説明をすればよい（平均的患者説）、(2) 一般的（平均的）な医師が行う説明をすればよい（平均的医師説）、および、(3) 具体的な患者が求める説明をすればよい（具体的患者説）という3通りの考え方があり、裁判所は医師の負担が最も大きい具体的患者説を採用しています。しかし、全ての患者が本心を打ち明けるわけではなく、多忙な医師にとって、患者の具体的な要望を正確に把握するのは難しい仕事です。

　病名や余命の告知については、そもそも告知をすべきかどうかの判断が難しい、患者が医師の説明を正しく理解しない、往々にして医師の説明通りに病気が進展しない、等の問題があります。今日まで、わが国では医師の患者に対する説明責任だけが注目されてきました。しかし、看護師、理学療法士、薬剤師等、治療に関わる多くの医療者が患者とのコミュニケーションに関わる可能性があります。その意味では、患者に対する説明は医療者全体に

関わる重要な問題ですが、広い視点から系統立てて整理した書籍は多くあり
ませんでした。

　そこで、本書では病名や余命の告知について、複数の専門家が多角的に検
討しました。先ず、救急医療や終末期緩和ケアに携わっている先生方（永
田、岡村）に臨床医の視点から医療現場における病名や余命告知の問題を検
討してもらいました。これらが本書の中核を成しますが、それだけに止まら
ず、問題をより深く理解するため、少し離れた医療コミュニケーション学
（萩原）、医学教育学（菊川、金澤）の立場から当該領域の研究成果を踏まえ
余命告知の問題を検討しました。臨床家の立場に限定せず、関連領域の視点
からの分析もほぼ同等のスペースを割き、問題を多面的に論じている点が本
書の特徴になると思います。更に、病名や余命の告知に伴うトラブルの防止
に役立つ知見を出来る限り多く紹介するように努めました。本書の評価は読
者に任せたいと思いますが、余命や病名告知の問題を臨床症例、先行研究、
実証データに基づいてかなり深く、かつ、重層的に論じることが出来たので
はないかと思っています。

　本書が病名や告知にまつわる臨床現場の先生方の負担の軽減、ひいては、
終末期医療における医療者-患者コミュニケーションの改善に少しでも資す
ることが出来れば大変うれしく思います。最後になりますが、本書の出版に
際し、コロナ禍の渦中にも関わらず、株式会社 金芳堂 編集部の浅井健一郎
氏、河原生典氏をはじめ多くの方々のお世話になりました。ここに記して謝
意を表したいと思います。

令和2年12月

大阪北千里　　萩原　明人

CONTENTS

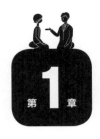

医師の説明と患者の理解

　本書では医師の患者に対する病名告知に関する問題が多面的に検討されます。第3章の救急医療や第4章の終末期の現場での具体的な病名告知の問題に入る前に、第1章および第2章では関連領域で取り上げられている理論や実証研究によって明らかになった知見を紹介します。

　その目的は実際の臨床現場での病名告知の問題をよりよく理解するためです。私は大学で社会疫学の研究に従事し、公衆衛生系の大学院生に医療コミュニケーション学を講じてきました。その間、医師会の協力を得て医師と患者を対象に両者のコミュニケーションに関する調査を行い、興味深い知見を得ました。これらの知見は病名告知の問題を理解するうえで役に立つのではないかと思います。本章では医師の説明に対する患者の理解の特徴、医師一患者コミュニケーションが紛争化する場合の医師のコミュニケーション行動の特徴、医師の説明義務に対する裁判所の考え方（態度）に焦点を絞ってお話ししたいと思います。なお、本章で紹介する患者の理解や医師のコミュニケーション行動に関する知見はわれわれの実証研究から得られたものです。

　そこで、研究方法についても具体的に説明します。しかし、病名告知の問題とは直接関係がありませんし、本書を手に取っていただいた多くの先生方は研究方法までは関心がないと思われます。本文では重要な知見のみ紹介することとし、研究方法は「研究ノート」で説明しています。研究方法に関心のある方は「研究ノート」をご覧ください。

O. はじめに

**余命告知に関する問題のより良き理解のためには、
なぜ医療コミュニケーション学からのアプローチが必要なのか？**

　最近、余命告知を巡るトラブルが増えています。2018年だけでも筆者は2件の告知を巡る紛争事案について新聞社からコメントを求められました。それらの内容について、簡単に概要を紹介しましょう。

　一件目は福岡県内の71歳の男性（Aさん）の事案です。

Aさんは 5 年前に難治性血液がんの成人 T 細胞白血病（ATL）と診断され、余命 1 年と告げられました。当時、Aさんは設計企画事務所を経営していましたが、病気を受け入れ、事務所を閉じ、財産を処分しました。幸いなことに、Aさんは 5 年後も元気に生活していますが、手元の財産がすべてなくなり、生活に困窮する事態となりました。現在、余命告知をした医師を相手に損害賠償請求訴訟の準備をすすめています［「西日本新聞」（朝刊）2018 年 7 月 29 日、1 面］。

もう一件は大分県内の 50 代の女性（Bさん）の事案です。

Bさんは 2005 年頃に乳がんを発症し、その後、肺などに転移し、2018 年 1 月に容体が急変して亡くなりました。医師は死亡の 9 日前に「余命 1 か月」と診断していましたが、Bさんや家族に余命告知をしませんでした。その後、Bさんの家族は、余命告知がなく残された時間を充実させることが出来なかったとして、担当医師を相手に慰謝料の支払いを求めて訴訟を提起しました［「読売新聞」（朝刊）2018 年 11 月 14 日、社会面］。

患者は病気を契機に医療環境に入り、診断や治療を通じて医師―患者関係が形成されます。その後、ある時点で、事情に応じて医師から患者に対して病名や余命の告知がなされますが、医師の患者に対する告知は、患者の状態や告知の内容のみならず、それまでに形成された医師―患者関係の影響を受けます。医師には病名や余命告知を行う法的な義務はありませんが、診療契約に付随する義務として、一般的に患者に対する説明義務を負っています。したがって、患者から質問された場合は説明しなければなりませんし、最低限の説明は必要です。しかし、何をどの程度説明するかは医師の裁量に任されています。医師の説明方法がある患者では問題にならなくても、別の患者では訴訟にまで発展することがあります。病名や余命告知の問題点を臨床の視点から検討すること

は大変重要ですが、医師の説明義務や医療コミュニケーションといった少し距離を置いた視点から検討することにより、臨床の視点からは得られない新しい知見が得られる可能性があります。

　先行研究によれば、明らかな医師の過失によって一方的な不利益（例：障害、死亡）を被った患者でも、そのことのみを理由に訴訟を起こす者の割合は数パーセントに過ぎません[1]。冒頭に紹介した事例について言えば、提訴理由に挙げた問題（例：余命期間が誤っていた、余命告知がなかった）が発生する前に、医師―患者関係が悪化し、患者（家族）が医師に強い不信感を抱いていた可能性が高いと考えられます。したがって、複数の紛争事例における医師―患者コミュニケーションの内容を系統的に検討することにより、告知を巡るトラブルが紛争化するのを防止するうえで有用な知見が得られると思います。また、告知の問題を理解するためには、医師の説明義務と告知の関係、医師―患者コミュニケーションの重要性を理解することも重要です。そこで、本章では医師の説明義務と病名の告知、医師の説明に対する患者の理解、問題のある医師のコミュニケーション行動について説明したいと思います。

1. 医師の説明義務の重要性

　医師は患者に対する説明義務という法的な義務を負っています。しかし、実際の臨床現場で病名や余命の告知をするか否かは、医師の裁量に任されています。一般的な法的義務を負いながら、なぜ個別事案における告知は医師の裁量に任されているのかを理解するため、法的な観点から医師の説明義務について整理したいと思います。

1）医事訴訟の法的構成

　患者が医師を相手に被った損害の賠償を求めて提起する訴訟を医事訴訟と言います。医事訴訟を提起する場合、患者の主張の法的な根拠として、医師の行

為は不法行為（民法709条以下）、あるいは、債務（契約）不履行（民法415条）であると主張するのが一般的です。不法行為の条文は民法709条（「故意又ハ過失ニ因リテ他人ノ権利ヲ侵害シタル者ハ之ニ因リテ生シタル損害ヲ賠償スル責ニ任ズ」）、債務（契約）不履行は民法415条（「債務者ガ債務ノ本旨ニ従イタル履行ヲ為サザルトキハ債権者ハ其損害ノ賠償ヲ請求スルコト得債務者ノ責ニ帰スベキ事由ニ因リテ履行ヲ為スコト能ハサルニ至リタルトキ亦同ジ」）で、条文を読めば大体の内容は理解していただけると思います。

原告（患者）が損害賠償請求の根拠を不法行為（民法709条以下）とするか債務（契約）不履行（民法415条）とするかによって、効果に若干の違いが出てきます。項目ごとの効果の違いを以下に列挙しました。

①時効
　　不法行為：被害者（法定代理人）が損害と加害者を知った時から 3 年で消滅時効、不法行為時から20年が除斥期間（民法724条）
　　債務不履行：権利を行使しうるときから10年間不行使で権利は消滅（民法166条、167条）
②担当医を被告に出来るか？
　　債務不履行：医療法人等の場合、担当医ら個人を相手に出来ない。
③遅延損害金の発生時期
　　不法行為：損害の発生と同時
　　債務不履行：患者側から履行の請求を受けた時（民法412条 3 項）
④近親者等の固有の慰謝料請求
　　不法行為：可能。根拠条文は民法711条
　　債務不履行：可否について争いあり。民法711条の類推適用を認めるか否かにつき、議論がある。

特に、患者が病院（医療法人）に勤務する担当医の責任を追及したいと思っ

ている場合、債務（契約）不履行責任を根拠にすると、診療契約は患者と医療法人の間で結ばれていますので、担当医個人を相手にすることが出来ません。上に挙げたように、その他の事項についても不法行為と債務（契約）不履行責任で効果に差が出ます。そこで、実際の医事訴訟では、不法行為と債務（契約）不履行の両方を法的根拠として挙げるのが一般的です。

2）説明義務の法理

　医師は患者に対する説明義務という法的な義務を負っていますが、その義務は何に由来するのでしょうか？　この点については、実は 2 通りの考え方があります。一つは医師の開示義務（Duty of Disclosure）と関連付けて理解する立場です。米国では 20 世紀前半から医師の開示義務を追及する訴訟が相次ぎました。ある患者がニューヨーク病院協会を相手にした訴訟の判決で、カルドゾ判事（Justice Cardozo）は「成人年齢に達し、正常な精神を有する全ての者は、自分の身体になされる治療内容を自分で決める権利を有する（"Every human being of adult years and sound mind has a right to determine what shall be done with his own body"）」（Schorendorff v. Society of NY Hosp., 105 N.E.92, 93〈N.Y. 1914〉）と判示しました。米国では、この判決が基になり、医師は患者の治療に関する情報は患者に開示しなければならないという開示義務（Duty of Disclosure）が、インフォームド・コンセント（Informed Consent）（情報を与えられたうえでの患者の同意）の法理として確立しました。もう一つの考え方は、医師の説明義務を診療契約と関連付けて理解する方法です。ドイツでは 19 世紀から「診療契約における治療の一環としての説明」という観念がありました。わが国では医師─患者関係はパターナリズムの要素が強かったため、長い間この問題が論じられたことはありませんでした。しかし、昭和 40 年代後半にようやく「診療契約の付随義務としての説明責任」と理解されるようになりました。最高裁判所も「医師は、診療契約上の義務として、患者に対し診断結果、治療方針等の説明義務を負担する」と判示し、この考え方を支持しています（最高裁判決平成 14.9.24）。

3）説明義務の法理と医療過誤訴訟

　わが国では、近年、医事訴訟で医師の説明義務違反を提訴理由とする事案が増えています。説明義務違反が主張されるようになった理由ですが、感情的な問題と訴訟技術上の問題が挙げられます。感情的な問題としては、患者側は医師とのコミュニケーション不足に最も不満をもちやすいと言われています。米国の研究でも、医師の患者に対する情報提供の不足や情報不足につながる行動（例：説明しない、新しい動きを適宜報告しない、話を聞かない、関心を示さない）が、紛争化の主要な要因として挙げられています[2]。その背景には、個人の権利意識の高まりや、自己決定権の尊重といった風潮が関係していると思われます。

　訴訟技術上の問題としては、裁判での主張の容易さと立証の特殊性が挙げられます。処置や診断の際の医師の過誤を提訴理由とする場合、処置や診断の記録は全て医療機関内にあるため、証拠の確保の段階から困難が伴います。さらに、過誤か否かは専門家でないと判断できない場合が多く、専門家の鑑定や証言が必要になり、時間や費用がかかります。これに反して、説明義務違反を提訴理由とする場合は、原告（患者）はさまざまな請求原因に付随して説明義務違反の主張をすることが出来ます。また、説明義務違反は鑑定作業になじまず、基本的に診療記録（カルテ）と証言のみで立証することが可能です。以上の要因が説明義務違反を提訴理由とする事案の増加に関係していると考えられます。

4）まとめ

　医師の説明義務について、以上で述べたことを要約します。
● 実際の医事訴訟では、原告の主張の法的根拠として、不法行為と債務（契約）不履行の両方が挙げられる。

- 医師の患者に対する説明義務の根拠をインフォームド・コンセント（Informed Consent）に伴う開示義務（Duty of Disclosure）と捉える立場と、診療契約の付随義務と捉える立場があり、わが国では後者の立場が取られている。
- 医師の説明義務違反を提訴理由とする事案の増加は、医師―患者コミュニケーションの重要性、訴訟での主張や立証のしやすさに起因している。

2. 医師の説明義務に対する裁判所のスタンス

　医師と患者の間には診療契約が成立しており、診療契約による付随義務として、医師は患者に対して説明義務を負っていることを説明しました。また、病名や余命の告知は説明義務に含まれますが、個別具体的な事案において、医師には一律に病名や余命告知を行う法的な義務はないと考えられています。なぜ総論としては説明義務を認めながら、病名や予後の告知という各論になると判断が後退するのでしょうか？　その理由は、医師の説明義務に対する裁判所の態度が深く関係していると思われます。代表的な判決を個別に見ながら裁判所の態度を紹介したいと思います。

1）末期がん患者に対する病名告知について

　1990年（平成2年）の名古屋高裁の判決は、末期がん患者に対する病名告知の総論として考えられています。

　　「近い将来死に至る不治の病と一般に認識されている疾病においては、病名や病状の告知をすることは、患者に甚だしい精神的打撃・動揺を与え、患者の病気に対処する態度などにも悪影響を及ぼし、そのような告知を受けなかった場合に比べて、適切な医療の遂行を妨げる結果を招く場合のあることは否定できないものと考えられる。しかし、他方、正確な病名と病状とを告知することによって、患者が自己の置かれている立場を正し

> く認識し、医師と患者との信頼関係に基づいて真実の病気に真に適した医療の実施が可能となるのみならず、来るべき死に備えて最後の残された命を患者自身の最善と信ずることに生かすことが可能となる場合もあると考えられる。<u>正確な病名を告知することによって、その後の事態が以上に述べた場合も含めてどのように展開していくかについては、医師と患者の置かれた状況、なかんずく、患者の病状、意思・精神状態、受容能力、医師と患者の信頼関係の有無・程度、患者の家族の協力態勢の有無・程度などの事情が、大きな関係を持っているものと考えられる。</u>」（下線は筆者）
>
> （名古屋高裁判決　平成 2.10.31）

　末期がん患者に対する病名や余命の告知は正と負の両面があり、それを行うことにより患者に良い結果をもたらす場合があれば、逆の場合もあります。どちらの結果になるかは、医師－患者関係、患者の病状、患者の意思や精神状態、受容能力、家族の協力といった複数の要因が関係します。裁判所の判断は、医師がこのような事情を一番よく分かっているので、病名告知を「する」「しない」は、諸般の状況を総合的に踏まえて判断しなさいというものです。換言すれば、個別具体的な事案ごとに医師が判断すべきで、一義的に病名や病状の告知をしなさい、あるいは、止めなさいと言えないというのが裁判所の態度です。

２）病名の告知

　病名の告知について、最高裁の判決があるので確認します。

　事案は末期がん患者の余命告知に関するものです。外来診察で、担当医師は患者の病状については終末期の多発性肺癌（Stage Ⅳ）で、余命は長くても 1 年と診断しました。しかし、病状を患者本人に告知するのは適当ではないが、家族に対する説明は必要であると判断しました。しかし、患者本人が家族を連れてくることを拒んだため、医師はそのまま放置し、家族に対しても病名につ

いて告知することはありませんでした。その後、患者は別の大学病院に転院することになり、家族は転院先の大学病院で初めて病名を知らされました（ただし、本人に対しては最後まで病名や余命の告知はありませんでした）。また、この事案では、最高裁判所は医師の説明義務に関する法的性質についても併せて見解を明らかにしています。

> 「医師は、診療契約上の義務として、患者に対し診断結果、治療方針等の説明義務を負担する。そして、患者が末期的疾患に罹患し、余命が限られている旨の診断をした医師が患者本人にはその旨を告知すべきではないと判断した場合には、患者本人やその家族にとってのその診断結果の重大性に照らすと、当該医師は、診療契約に付随する義務として、少なくとも、患者の家族等のうち連絡が容易な者に対しては接触し、同人または同人を介してさらに接触できた家族等に対する告知の適否を検討し、告知が適当であると判断したときには、その診断結果等を説明すべき義務を負う。」（下線は筆者）
>
> （最高裁判決　平成14.9.24）

　最高裁判所は医師の説明義務は診療契約に付随する義務と判示しました。また、病名告知は診療契約に付随する説明義務の一環として必要で、本人への告知が適当でないと判断した場合は、義務の一環として、家族に接触することまでは必要であると判示しました。しかし、そこから先の行為は義務ではなく、医師が適当と判断した場合のみ、告知義務を負うことになります。最高裁判所の判断も、基本的には病名や予後の告知は個別具体的な事案ごとに、医師が諸事情を総合的に勘案して決めなさいという、先の名古屋高裁の判決と同じスタンスでした。

3）代諾について 1

　説明義務に関連する代諾についての裁判所の判断は流動的で、一貫していないように思われます。以下では、説明の相手方が争点になった判例を見てみます。

　子宮筋腫のある妊婦（X）の分娩中の処置に関する事案で、医師は筋腫の位置と大きさからみて、腹式帝王切開術をすることで分娩することが可能であると考え、その旨を説明していました。しかし、手術開始後、帝王切開中に子宮筋腫により出血が持続し、子宮摘出術が必要になりました。ところで、Xの夫は同じ病院の医師で、当日、別の手術室で手術を執刀していましたが、予定よりも早く終わり時間に余裕ができたため妻（X）の分娩の様子を見に来ていました。そこで、医師は手術室に居あわせたXの夫に対し、子宮摘出術が必要である旨を説明し、Xの子宮全摘出の代諾を得たため、これを実施しました。これに対して、X本人に対する説明と同意がないことを理由に、Xは医師に対する損害賠償を求めて提訴しました。

> 　「医療行為がときに患者の生命、身体に重大な侵襲をもたらす危険性を有していることにかんがみれば、患者本人が、自らの自由な意思に基づいて治療を受けるかどうかの最終決定を下すべきであるといわなければならない。」「緊急に治療する必要があり、患者本人の判断を求める時間的な余裕がない場合や、患者本人に説明してその同意を求めることが相当でない場合など特段の事情が存する場合でない限り、医師が患者本人以外の者の代諾に基づいて治療を行うことは許されないというべきである。」（下線は筆者）
>
> （東京地裁判決　平成13.3.21）

　裁判所は本件においては代諾に基づく治療が許される特段の事情があるとい

うことはできず、説明義務の違反があると判断しました。この判決は医師の説明義務の趣旨や患者の自己決定権の理念に忠実な判断と言えます。しかし、手術中の患者（X）の置かれた状態は「患者本人に説明して同意を求めることが相当でない場合など特段の事情」に該当するように思われます。したがって、医学的な観点からは非現実的な理想論のように映ります。代諾に関する次の判例と比べると、裁判所の判断には一貫性がなく、場当たり的になっているように思われます。

4）代諾について2

　これも説明義務に関連する説明の相手方や代諾が争点になった判例です。事案の経緯は以下の通りです。患者が脳挫傷により意識消失して入院しました。その後、意識が回復しましたが、逆行性健忘症等が見られ、高次機能テストの結果、患者本人には脳血管撮影の必要性を適切に判断する能力が不足していると診断されました。そこで、その後に脳血管撮影を行う際、患者の娘に対して説明を行い、患者本人には説明を行いませんでした。そこで患者は医師に対し説明義務違反による損害賠償を求めて提訴しました。

　「脳血管撮影のように患者の検査に対する不安や精神的緊張が合併症の発生又は増悪に悪影響を及ぼす可能性のある検査においては、成人として通常の判断能力を備え患者ともつながりの深い近親者に対して説明がなされる限り、患者本人に対する説明を欠いたとしても、これによって説明義務を懈怠したというのは相当でないと解すべきである。」（下線は筆者）

（東京地裁判決　平成1.4.18）

　裁判所は高次機能検査の結果、患者本人に脳血管撮影の必要性が判断できないと思われるので、患者の子供に説明して代諾が得られれば、説明義務を果たしたことになると判断しました。しかし、先に紹介した判決の「患者本人に説

明して同意を求めることが相当でない場合など特段の事情」がない限り、本人への説明が必要という立場と大きくずれているように思われます。何故なら、本人は検査後に患者は説明義務違反を理由に医師を訴えています。本人には通常の判断能力があり、裁判所が言うような、説明すれば、合併症の発症や、病状の悪化があるとは考えにくい状況だったと考えられるからです。この事案では、この前に紹介した、全身麻酔を受けている妊婦よりもはるかに、本人への説明は容易だったと思われます。

5）まとめ

医師の説明義務に関する判例の立場は以下の3点に要約できると思います。

- 医師の説明義務は診療契約に付随する義務である。病名や余命の告知義務も説明義務に含まれる。
- 患者に対する説明の有無や内容は医師の判断に委ねられている。
- 医師の説明の受け手や患者の代諾については、見解が分かれている。

特に2番目の点について付言します。余命や病名の告知に関する明確な基準はありませんので、告知の必要性は個別具体的な事案ごとに関連要因を総合的に勘案して判断することになります。名古屋高裁判決（平成2.10.31）が列挙した関連要因は、医師―患者関係、患者の病状、患者の意思や精神状態、受容能力、家族の協力でした。医師が個々の事案における事情を一番よく理解しているので、これらの要因を総合的に判断し、余命や病名の告知の有無、その内容を決めなさいというのが、裁判所のスタンスです。なぜ裁判所が病名や余命告知の必要性の具体的基準を示さないのかと言えば、現時点では判例の集積が不十分で、細かなケースごとの基準を示すだけ判断材料が乏しいためと思われます。裁判所としては、諸要因を総合的に勘案し、医師は最善の判断をしなさいという総論的な方針を示すに止まっているのです。判例の立場に即して言え

ば、いわば現場の医師に全てが丸投げされている状態で、訴訟になること自体、医師が最善の判断をしなかった証拠であるとも言えます。したがって、争いになった場合、「個々の要因を総合的に勘案した結果、告知の必要がなかった」と主張するのは難しく、訴えられた場合、医師は結果責任を負わされる可能性が高いと思われます。しかし、紛争化する事案では医師の患者に対する説明に何らかの問題があることが分かっています。そこで、この点については後でさらに触れたいと思います。

3. 医師の説明に対する患者の理解とは何か？

1) パス解析による患者理解の要因

　患者が医師の説明を理解するとはどのような状態を指すのかを明らかにするため、福岡市内の医師と患者のコミュニケーションに関するデータをパス解析という方法で分析しました[3]。

研究ノート 1

（対象）

　本研究では医師の説明、それに対する患者の理解、および患者満足に至る構造を調べました。対象は福岡県内で定期的に内科系の開業医を受診している患者とその医師です。73名の内科医を対象に、内科医1人あたり5名の患者を無作為に抽出し、365組の医師ー患者ペアを対象に医師ー患者コミュニケーションについて調査しました。患者と医師に対するアンケート調査は2006年9月から10月にかけて行いました。

（理論モデル）

　分析に先立ち、医師の説明、患者の理解、患者満足に関連すると思われる医師ー患者間のコミュニケーションに関する要因を取り上げ、理論モデルを構築しました（**図1**）。モデルの最終のエンドポイントとして患者満

足度を置きました。患者満足度は、①「現在受けている治療の内容に満足しているか」②「治療の結果に満足しているか」③「万一、将来治療が必要になった場合には、現在の主治医にみてもらおうと思うか」④「万一、家族や友人が同じ病気になったら、今の主治医をすすめたいと思うか」の4項目の総合得点で評価しています。さらに、患者が満足するためには、患者は医師の話を理解できている必要があり、医師を信頼している必要があります。そこで理論モデルには、これらの要因が配置してあります。この理論モデルの概要は以下の通りです。患者の「健康・気分の改善」「患者の年齢」「患者の性別」、および、「医師の年齢」「医師の性別」「医師自身の説明の程度に関する認識」のうち、矢印で結んだ要因が相互に関連していると想定しました。さらに、医師―患者コミュニケーションの先行知見に基づき、患者による医師の「礼儀正しさ」の評価、および、診察中の「追い立てられる感じ」は、医師の説明に対する「患者の理解」に影響すると仮定しました。「患者の医師の説明の程度に関する認識」は、医師から受けた説明の程度に関する患者の認識のことを言います。この要因は「礼儀正しさ」「追い立てられる感じ」「患者の理解」の影響を受け、「患者満足度」に影響を与えると想定しています。この理論モデルは先行知見に基づいたもので、以下の特徴があります。

1. 患者に対する医師の説明の程度（「医師自身の説明の程度に関する認識」）については、医師は適切な説明に努めていると思われますので、患者との認識（「患者の医師の説明の程度に関する認識」）の間に関連性を想定しています。

2. 「医師自身の説明の程度に関する認識」→「患者の医師の説明の程度に関する認識」→「患者満足」を想定しています。

3. 患者は医師の外見的な要因（例：性別、年齢）に影響を受けますので、モデルの第1カラム目に患者の性別と年齢を配置しています。

4. 患者の健康・心理状態もコミュニケーションに影響を及ぼしますので、患者の「健康・気分」の改善を第1カラム目に配置しています。

5. 診察中に医師は患者に合わせてメッセージの内容を調節（チューニング）して、患者に対して自分自身が社会的に好ましく写るように振る舞う（セルフ・モニタリング）ことが知られています[4]。したがって、チューニングとセルフ・モニタリングの成否に関する変数として「追い立てられる感じ」と「礼儀正しさ」を、それぞれ、モデルの第2カラム目に配置しました。

6. 日本人のコミュニケーションの特徴は、場に依存し、当事者の立場が重要とされています[5]。したがって、医師の印象に関する変数（「礼儀正しさ」「追い立てられる感じ」）は、その後の患者の認識に影響すると考えられますので、「患者の理解」「患者の医師の説明の程度に関する認識」「患者満足度」の前に配置しています。

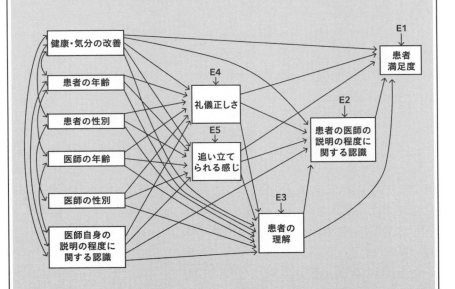

図 1　医師－患者コミュニケーションの構造（理論モデル）[2]

（パス解析）

　パス解析と呼ばれる手法を用い、以上の理論モデルを福岡県内の365組の医師－患者ペアからなるデータに当てはめました。モデルのデータに対する適合度に関する複数の指標を用い、関連のない要因間の矢印を削除し、逆に、関連の見られる要因間の矢印を付加し、最もよくデータに適合する最終モデルを確定しました（**図2**）。**図2**には矢印とパス係数が付されています。有意な関連が認められる要因間にのみ矢印が付され、パス係数は1に近いほど矢印の先の要因に対する影響が大きいことを表しています。

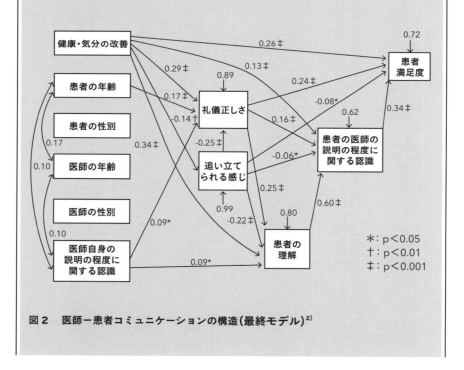

図2　医師－患者コミュニケーションの構造（最終モデル）[2)]

　その結果が**図2**に示されています。図はパス図と言われるもので、矢印とパス係数が付されています。有意な関連が認められる要因間にのみ矢印が付さ

れ、パス係数は 1 に近いほど矢印の先の要因に対する影響が大きいことを表しています。この図から分かるように、「患者の理解」には「礼儀正しさ」（パス係数 0.25）「追い立てられる感じ」（パス係数 -0.22）「健康・気分の改善」（パス係数 0.34）、および、「医師自身の説明の程度に関する認識」（パス係数 0.09）が関連していました。これらの知見は、医師が礼儀正しいほど、追い立てられる感じがないほど、健康・気分が改善されるほど、医師の説明に対する理解度が上昇することを意味しています。ここで重要な点は、これら 3 要因のうちで、「医師自身の説明の程度に関する認識」のパス係数が最も小さいことです。これらから、患者が医師の説明を理解できたと感じるのは、医師による説明の程度（多寡）よりも、患者自身の健康・気分の改善、医師の礼儀正しさ、診察中に追い立てないことがより重要であることを示唆しています。さらに言えば、概して医師の説明の程度に関する医師自身の判断は客観性が高いと思われます。また、医師の説明量が多いほど患者の理解度は向上するはずです。しかし、医師の説明のパス係数は小さいため、患者の理解は合理的、客観的な判断ではなく、医師の礼儀正しさや、追い立てられる感じ、健康気分の改善といった、主観的・情緒的な要因によって左右される、あやふやなものであると考えられます。

　モデルのエンドポイントの「患者満足度」に一番大きい影響をもっているのは「患者の医師の説明の程度に関する認識」（パス係数 0.34）でした。これは、患者が医師から十分な説明を受けていると感じることが、患者満足にとって最も重要であることを意味します。次に大きな影響をもつ要因は「健康・気分の改善」（パス係数 0.26）で、患者の健康状態や気分がよいほど、満足度が高くなっていました。3 番目に重要な要因は医師の「礼儀正しさ」（パス係数 0.24）でした。これは、患者からみて医師の礼儀が正しいほど、満足度が高くなることを示しています。逆に、「追い立てられる感じ」（パス係数 -0.08）は患者満足度と負に相関していました。これは、患者が診察中に追い立てられている感じが強くなるほど、患者満足度が低下することを示しています。

最後に、「礼儀正しさ」と「追い立てられる感じ」に関連する要因を見てみます。「礼儀正しさ」には「健康・気分の改善」（パス係数0.29）「患者の年齢」（パス係数0.17）「医師自身の説明の程度に関する認識」（パス係数0.09）が関連していました。また、「追い立てられる感じ」には「健康・気分の改善」（パス係数-0.14）が関連していました。「礼儀正しさ」と「追い立てられる感じ」に共通の要因として「健康・気分の改善」が関連し、「礼儀正しさ」には正の、「追い立てられる感じ」には負の関連が見られました。

２）医師の説明に関する患者と医師の認識

　医師の説明の程度に関する患者と医師の認識についてもこのデータの解析から明らかになった点を要約しておきたいと思います。

　第1に、医師の説明に関する患者と医師の認識はサンプル数が大きいために統計的には相関していますが（$r= 0.09$, $p< 0.05$）、パス解析では両者の間に直接の関係は見られませんでした。これは、医師が患者に行う説明の量や程度については、医師自身と患者の認識は一致しないことを意味しています。したがって、医師は十分に説明を行っても、患者はそうは思わず、時として、説明が足りないと思っていることを意味しています。

　第2に、医師の説明に関する患者と医師の認識（$r=0.09$, $p<0.05$）は、3ルートの間接効果に分解されることが分かりました。

- 「医師自身の説明の程度に関する認識」→「患者の理解」→「患者の医師の説明の程度に関する認識」（$0.09 \times 0.6= 0.054$）
- 「医師自身の説明の程度に関する認識」→「礼儀正しさ」→「患者の医師の説明の程度に関する認識」（$0.09 \times 0.16= 0.014$）
- 「医師自身の説明の程度に関する認識」→「礼儀正しさ」→「患者の理解」→

「患者の医師の説明の程度に関する認識」（0.09 × 0.25 × 0.60 = 0.014）

　ちなみに、以上の 3 ルートの相関係数を合計すると、医師の説明の程度に関する患者と医師の認識の相関係数とほぼ等しくなります（0.054 ＋ 0.014 ＋ 0.014）＝ 0.082（≒ 0.09）。ここで重要なことは、医師の患者に対する説明の程度に関する患者の認識は、多様な要因が関与しており、本来、説明の程度とは無縁と思われる医師の「礼儀正しさ」が関与していることは注目に値すると思われます。

3）本知見の実務上の意味合い

　この分析によって医師の説明に対する患者の理解の特徴が明らかになり、患者の理解を促進するための手掛かりが得られたのではないかと思います。具体的に、医師が患者に説明する場合のポイントについてまとめてみます。

　第 1、医師の説明に対する患者の理解は、「健康・気分の改善」「礼儀正しさ」「追い立てられる感じ」といった要因の影響を受ける、主観的、情緒的なものであることが分かりました。本来、説明を理解する、しないというのは、客観的、合理的なもののはずですが、医師の説明に対する患者の理解はそうではないようです。このことから、患者の健康・気分の悪化や医師の態度に変化が見られた場合、患者の理解が後退する可能性があります。また、患者は医師の説明のうちで自分に都合の良い部分だけをつまみ食いの形で聞き入れ、勝手に解釈している可能性があります。このような患者の「理解」は、病状が安定している間は問題がないかもしれませんが、病状が悪化した場合には医師の非難に向かう可能性があります。

　第 2、パス係数で見た場合、「礼儀正しさ」「追い立てられる感じ」は「医師自身の説明の程度に関する認識」よりも、「患者の理解」に大きな影響をもっていました。このことは医療者が患者に対して何らかの働きかけを行う場

合、論理的、説得的に話すことや説明量を増やすことよりも、礼儀正しく接することや相手をせかさないことの方がより重要であることを示唆しています。また、患者の理解は医師の態度や患者の健康・不安の改善に左右されることが分かりました。したがって、患者の理解を得るためには、言葉使いや説明方法にこだわるよりも、まず、患者の不安の改善や礼儀に目を向けることがより重要と思われます。

　第3、医師は患者と接する場合、無意識に患者に合わせてメッセージの内容を調節し（チューニング）、患者に対し医療者自身が社会的に好ましく写るように振る舞っています（セルフ・モニタリング）。今回の解析から、医師の説明量よりも、医師のチューニング（相手をせかさない）やセルフ・モニタリング（患者に対し礼儀正しく）の方が患者の理解にとっては重要であることが分かりました。

　第4、医師は患者に十分説明したと判断していても、患者はそうは思わず、説明が足りないと思っていることが多いと思われます。常にこのことを念頭に置いて、医師は患者に説明をする必要があります。

　本知見を病名や余命の告知のケースに当てはめて考えてみます。患者の理解に最も強く関連する「健康・気分の改善」という要因については、告知の対象になる患者の状態は悪い場合が多いと考えられます。このことは、患者の理解を阻害する方向に働き、医師には不利に作用します。医師が諸事情を総合的に勘案して告知が必要と判断した場合には、患者の状態のよいタイミングを選ぶ、礼儀に気を付ける、たっぷりと時間をとるといった工夫が必要と思われます。さらに、告知をした後に患者の心身の状態が悪化した場合には、医師の説明を一時的に「理解」していても、患者の理解が後退する可能性も否定できません。告知後も、医師はこれらのことを念頭において、患者と接する必要があると思われます。

4. 医師の患者に対する説明態様と過失責任

1) 判例分析に基づく知見

　先行研究から医師の過誤が原因で患者が一方的に損害を被った場合でも、それが原因で訴訟に発展することは非常にまれであることが明らかになっています。例えば、ハーバード大学の研究チームは、1984年にニューヨーク州内の51の公立病院を退院した患者30,195名を対象に、入院中に医師の過失が原因で受傷した件数を調査しました（Harvard Medical Practice Study）[1]。その結果、入院中の患者の傷害件数は1,133件（4.2%）で、そのうち医療者の過失が原因の件数は280件（1.0%）でした。医療者の過失を原因とする事案のうち、実際に医師を相手に損害賠償訴訟をした件数は26件（9.3%）でした。研究が行われた当時、医療の質（低品質）が医事紛争の原因と考えられていましたので、言わば、「低品質の極み」というべき医療者の過失による受傷事案では、当然、大部分の患者が医師や病院を訴えるものと思われていました。しかし、提訴率は予想に反して非常に低く、結果的に、本研究は医事紛争の原因として別の要因が疑われるきっかけになりました。その後、医事紛争の要因に関する研究が進み、医師―患者コミュニケーションが主たる要因であることが明らかになりました[5-8]。

　先に見たように、医師の患者に対する説明義務の中には病名や余命の告知に関する説明も含まれます。病名や余命の告知を巡って民事訴訟で争えば、当該事案において医師が説明責任を果たしていたか否かは、関連要因を総合的に勘案して判断されることになります。しかし、医療コミュニケーション領域における先行知見に照らせば、余命や病名の告知の問題が発生する前に、医師―患者間の関係性が悪化し、患者（家族）が医師のコミュニケーション行動に強い不信感を抱いていた可能性が高いことをお話ししました。提訴理由になっている告知の問題は裁判をするために挙げた便宜的な理由に過ぎず、背景の医師―

患者コミュニケーションの悪さこそが実質的な紛争の原因であると思われます。そこで、筆者らは医師の説明義務が問題になった医事訴訟判決を系統的に収集し、問題のある医師のコミュニケーション行動を特定しました[9]。以下においては、その結果を紹介したいと思います。

2）医師の説明義務違反に関連するコミュニケーション行動

　1990年から2009年に出された医師の説明義務違反が争点になった判例を分析し、医師ー患者コミュニケーション要因と医師の過失責任（説明義務違反）との関係を検討しました。その結果、医師の過失責任（説明義務違反）に関連する具体的な医師のコミュニケーション行動が明らかになりました（**表2**）。

研究ノート2

（判例）

　1990年から2009年に判例事報と判例タイムズに掲載された判例で、医師の説明義務違反が争点になった判例を収集しました（366件）。全体のうち、医師の過失責任が認定された判決数は216件（59%）で、説明義務違反ありが145件（67%）、説明義務違反なしが71例（33%）でした（**表1**）。判決文のなかの「認定事実」の記述は、裁判所によって認定された、当該事案における医師ー患者コミュニケーションの態様を表していると考えられます。そこで、判決文の認定事実の記述を医師ー患者コミュニケーションに関連するコミュニケーション要因を使ってコード化し、全判例をデータベース化しました。

表 1　分析対象判例の内訳

判決内容	判決理由	例数(判決)
医師に過失責任あり	説明義務違反あり	145(67%)
	説明義務違反なし	71(33%)
	小計	216
医師に過失責任なし		150
合計		366

(変数)

　取り上げたコミュニケーション要因は患者の年齢、性別、治療のタイプ、重症度、患者側の過失の有無、患者からの質問の有無、医師の診療科、医療機関の種別、治療に当たった医師の数、医師の性別、治療の水準、説明の目的、説明の内容、説明のタイミング、説明の相手、患者に対する説明の方法、家族に対する説明の方法、患者に対する説明のレベル、家族に対する説明のレベル、説明の場所、説明の類型、説明の回数、患者の同意の有無、家族の同意の有無、患者の文書での同意、家族による文書での同意、説明日（治療行為日との関係）でした。これらのコミュニケーション要因と医師の過失責任（説明義務違反）との関係を検討しました。

　具体的な行動は「医師の説明のタイミング」、「患者に対する説明レベル」、「家族に対する説明レベル」、「説明の場所」、「患者の同意の有無」、「説明日」でした。「説明のタイミング」は手術や治療の前の説明に比べ、事後の説明は医師の説明義務違反の割合が高くなっていました。「患者に対する説明レベル」と「家族に対する説明レベル」については、焦点を絞った具体的な説明に比べ、焦点がぼやけ具体性を欠く説明をした場合、医師の説明義務違反の割合が上昇していました。「説明の場所」は、入院棟での説明に比べ、外来診察室での説明は、医師の説明義務違反が認定される割合が高くなっていました。「患者の同意」については、患者の同意がある場合に比べ、同意がない場合は医師の説明義務違反の割合が上昇していました。「説明日」は、治療行為日かそれ

以前の説明に比べ、同日での説明は医師の説明義務違反の割合が高くなっていました。

表 2　説明義務に関連する医師の説明態様

医師の説明態様	説明義務違反		p-value[a]
	有	無	
説明の目的：患者同意を得るため／その他	91／54	121／51	0.153
説明内容：説明なし／患者同意を得るため	26／119	35／137	0.586
説明のタイミング：治療や手術の前／治療や手術の後	85／34	117／20	0.006
説明の相手：患者のみ／患者と家族または家族のみ	50／69	49／89	0.285
患者に対する説明の方法：口頭のみ／口頭とその他の方法	70／20	73／26	0.518
家族に対する説明の方法：口頭のみ／口頭とその他の方法	60／10	68／19	0.225
患者に対する説明レベル：焦点を絞り具体的に／焦点がぼやけ具体性を欠く	0／91	59／31	0.000
家族に対する説明レベル：焦点を絞り具体的に／焦点がぼやけ具体性を欠く	1／65	47／21	0.000
説明の場所：入院棟／外来診察室	62／83	110／62	0.000
説明の類型：手術関連／その他	46／100	63／110	0.357
説明回数：1 回／2 回以上	49／68	59／74	0.693
患者の同意の有無：あり／なし	61／13	88／3	0.002
家族の同意の有無：あり／なし	45／3	66／7	0.384
患者による文書での同意：あり／なし	22／26	22／15	0.213
家族による文書での同意：あり／なし	15／21	16／16	0.491
説明日（治療行為日との関係）：前日かそれ以前／同日	57／25	93／16	0.008

a：カイ二乗検定

3) どのような場合に医師は説明義務違反になるコミュニケーション行動を取るのか？

「医師の説明のタイミング」、「患者に対する説明レベル」、「家族に対する説明レベル」、「説明の場所」、「患者の同意の有無」、「説明日」が説明義務違反に関連する具体的な医師のコミュニケーション行動であることが明らかになりました（**表2**）。そこで、どのような場合に医師がこのようなコミュニケーション行動を取るのかを明らかにするため、医師、患者、治療の要因との関連を検討しました（**表3**）。「説明のタイミング」に関連する要因は「患者の性別」と「医師数」で、男性患者に比べて、女性患者の場合ほど、医師数が2人以上の場合に比べて、医師数が1人の場合に、それぞれ、事前説明がなされていませんでした。「患者に対する説明のレベル」に関連する要因は「患者の年齢」と「医師数」で、患者の年齢が高齢になるほど、医師数が2人以上の場合に比べて、医師数が1人の場合に、それぞれ、焦点を絞った、具体的な説明がなされていませんでした。「家族に対する説明のレベル」に関連する要因は「医師数」で、医師数が2人以上の場合に比べて、医師数が1人の場合に、焦点を絞った、具体的な説明がなされていませんでした。「説明の場所」に関連する要因は「医師数」と「治療の水準」で、医師数が2人以上の場合に比べて、医師数が1人の場合に、非標準治療の場合に、それぞれ、入院棟での説明がなされていませんでした。「患者の同意」に関連する要因は「患者の性別」で、女性に比べ、男性の場合に患者の同意が得られていませんでした。「説明日」に関連する要因は「患者の年齢」と「医師数」で、患者の年齢が高齢になるほど、医師数が2人以上の場合に比べて、医師数が1人の場合に、それぞれ、行為日以前の説明がなされていませんでした。

表3　説明義務違反と関係のある医師の説明行為に関連する要因

目的変数（y）	説明変数（x）	B	p-value	95%CI
説明の タイミング （事前説明あり）	患者の年齢	0.987	0.106	0.971–1.003
	患者の性別（男：0 ／女：1）	0.407	0.020	0.190–0.870
	治療のタイプ（不要不急の手術／ その他）	0.237	0.071	0.049–1.134
	患者からの質問（あり／なし）	0.481	0.056	0.228–1.018
	医師数（2人以上：0 ／1人：1）	0.259	0.001	0.120–0.561
	治療の水準（標準的／その他）	1.611	0.364	0.575–4.517
患者に対する 説明のレベル （焦点を絞り 具体的に）	患者の年齢	0.966	0.006	0.942–0.990
	患者の性別（男／女）	0.896	0.776	0.419–1.914
	治療のタイプ（不要不急の手術／ その他）	1.064	0.926	0.286–3.953
	患者からの質問（あり／なし）	0.646	0.302	0.282–1.481
	医師数（2人以上：0 ／1人：1）	0.397	0.021	0.182–0.869
	治療の水準（標準的／その他）	4.194	0.076	0.861–20.44
家族に対する 説明のレベル （焦点を絞り 具体的に）	患者の年齢	0.989	0.204	0.972–1.006
	患者の性別（男：0 ／女：1）	0.637	0.277	0.282–1.438
	治療のタイプ（不要不急の手術／ その他）	2.280	0.513	0.193–26.93
	患者からの質問（あり／なし）	0.782	0.584	0.324–1.888
	医師数（2人以上：0 ／1人：1）	0.244	0.004	0.095–0.631
	治療の水準（標準的／その他）	1.196	0.779	0.343–4.172
説明の場所 （入院棟）	患者の年齢	0.998	0.716	0.986–1.009
	患者の性別（男／女）	1.525	0.118	0.899–2.588
	患者からの質問（あり／なし）	1.334	0.334	0.743–2.394
	医師数（2人以上：0 ／1人：1）	0.238	0.000	0.138–0.411
	治療の水準 （標準的：0 ／その他：1）	0.242	0.000	0.111–0.524

（表の続き）

目的変数（y）	説明変数（x）	B	p-value	95%CI
患者の同意 （有）	患者の年齢	0.975	0.115	0.944–1.006
	患者の性別（男：0／女：1）	7.473	0.012	1.568–35.63
	治療のタイプ（不要不急の手術／ その他）	0.182	0.126	0.021–1.608
	患者からの質問（あり／なし）	1.022	0.972	0.308–3.386
	医師数（2人以上：0／1人：1）	0.918	0.883	0.294–2.872
	治療の水準（標準的／その他）	0.818	0.811	0.157–4.269
説明日 （治療行為日 よりも前）	患者の年齢	0.980	0.042	0.961–0.999
	患者の性別（男／女）	1.979	0.111	0.856–4.576
	治療のタイプ（不要不急の手術／ その他）	0.689	0.520	0.221–2.144
	患者からの質問（あり／なし）	2.461	0.066	0.943–6.423
	医師数（2人以上：0／1人：1）	0.236	0.001	0.102–0.544
	治療の水準 （標準的：0／その他：1）	0.659	0.560	0.163–2.673

4）知見の実務的な意義

　説明義務が問題になった判例の分析から明らかになった、過失責任に関連する医師のコミュニケーション行動について要約します。

　（1）医師の過失に関連するコミュニケーション行動は、説明のタイミングが手術や治療後であること、患者や家族に対する説明が具体性を欠くこと、説明場所が外来診察室であること、であった。

　（2）（1）で挙げたコミュニケーション行動には患者の年齢、性別、医師の人数、治療の水準が関連していた。

　本章の冒頭で述べたように、先行研究から病名や予後の告知を含む説明義務

違反の争いは、医師の不適切なコミュニケーション行動の積み重ねにより医師ー患者関係が悪化していることが真の原因と考えられます。したがって、ここで明らかになった医師の具体的なコミュニケーション行動に関する知見は、良好な医師ー患者関係を維持するうえで参考になると思われます。医師の過失責任に関連するコミュニケーション行動（例：手術・治療後、後日の説明、患者や家族に対する具体性を欠いた説明、外来診察室での説明）は担当医が一人の場合に多く見られました。米国フロリダ州の周産期科医やオレゴン州とコロラド州の内科医を対象とした医事紛争と医師のコミュニケーション行動に関する先行研究でも、診察時間の短さ、患者のせかされる感じ（feeling rushed）が医事紛争に関連していました[7, 8]。したがって、わが国の場合も、担当医が 1 人の場合に、業務量の多さ、多忙さ、時間のなさという労働環境から、不適切なコミュニケーション行動が取られた可能性が考えられます。

5. 医事紛争に関係する医師のコミュニケーション行動

　医事紛争につながる医師のコミュニケーション行動を、私のデータを中心に紹介しました。しかし、医師の説明義務や医事紛争の話をする場合にどうしても外せない海外の代表的な研究があります。ここでは、数を絞って、代表的な知見を紹介します[9]。

1) Hickson らの研究[7]

　医師の診療科は周産期科で、対象は1977年から1983年までの 7 年間にフロリダ州内で産科医として 3 年以上臨床をしている医師（N＝358）とその患者（N=898）でした。フロリダ州政府が管理する医師の医事紛争記録を利用し、7 年間の平均医事紛争回数（ 4 回）と一回当たりの平均賠償額（＄52,481）で対象医師を 4 群に分けました（「医事紛争 0 回」群、「医事紛争 1 〜 3 回」群、「医事紛争≧ 4 回かつ賠償額＜＄52,481」群、「医事紛争≧ 4 回かつ賠償額≧＄

52,481」群）。次に、対象医師の以前の患者（元妊婦）に入院中の医師とのコミュニケーションについて聞き取り調査を行い、医師のコミュニケーション行動を 4 群間で比較しました。

　その結果、医事紛争歴のある医師は、医事紛争歴のない医師に比べ、診察時間が短い、患者をせかす、患者に説明しない、患者を無視する、口数が少ない、患者の話を聞かない、対応が遅い、患者に関心を示さない、といったことが分かりました。

2）Levinsonらの研究[8)]

　医師の診療科は内科と外科で、対象は米国コロラド州とオレゴン州で13年以上の臨床経験を有する医師とその患者です。コロラド州政府とオレゴン州政府が管理する医師の医事紛争記録を利用し、内科医と外科医を、それぞれ、医事紛争回数 0 回と 2 回以上の 2 群ずつの合計 4 群〔「内科医：医事紛争 0 回」群（N=29）、「内科医：医事紛争≧ 2 回」群（N=30）、「外科医：医事紛争 0 回」群（N=26）、「外科医：医事紛争≧ 2 回」群（N=40）〕に分けました。次に、医師 1 人当たり10名の患者を選び、医師と患者の同意を得て診察場面をビデオで録画しました。録画した診察中の医師と患者の会話はRoter Interaction Analysis（RIAS）と呼ばれる手法を用いて、数量化しました。RIASはあらかじめ訓練を受けた 2 名の評定者が、基準に基づいて、医師と患者の会話を内容面（病状、処置、薬剤、社会心理的会話）、情緒面（励まし、同情、ユーモア、世間話）、プロセス面（診察を円滑に進めるための指示や促しの会話）の会話に分類し、15分換算で各種類の会話が何回交わされたかを計算します。各種類の会話の回数と医事紛争歴の関係を、診療科別に検討しました。

　その結果、内科医では特定の会話は医事紛争と関係がありますが、外科医では医事紛争とは関係がありませんでした。内科医で医事紛争と関連するコミュ

ニケーション要因は診察時間の短さ、患者からの質問のしにくさ、診察中の患者に対する指示や促しの会話の少なさ、情緒面の会話（笑い、関心、同情、同意）の少なさでした。さらに、内科医では病状や治療法に関する説明といった、医療の中身に関する説明の多寡や優劣は医事紛争とは関係がありませんでした。

3）Buckman らの研究[19]

　米国でも、わが国と同様に、患者が医師に対して損害賠償を求める民事訴訟を提起した場合、原告及び被告側の弁護士や裁判官から患者に対して尋問が行われます。患者の証言内容は本人尋問調書に記録され、裁判資料となります。Buckman らはこれらの本人尋問調書を系統的に収集し、医師―患者コミュニケーションの内容を分析しました。その結果、医師―患者コミュニケーションに関し、訴えられた医師には次のような共通の特徴があることが分かりました。

● 医師が患者や家族の立場を理解しない
　① 患者や家族に意見を述べさせない
　② 患者の不安に目を向けない
　③ 心理社会的な影響を考えない

● 情報を患者に与えない
　① 説明をしない
　② 最新の動きを適宜、患者に与えない
　③ 結果がよくない場合、それを患者や家族のせいにする
　④ 無神経に大事な話を切り出す

● 患者や家族の意見を見くびる
　① 患者や家族の意見を軽視する

② 患者の病気や苦痛を軽視する

③ 話を聞かない

④ 家族の訴えを聞かない

● 患者を見捨てる

① 患者がその医師に見てもらえないと感じる

② 患者が見捨てられたと感じる

③ 医師の態度があまりにも横柄で近づきがたい

④ 医師が代わりの人間を寄越す

4）まとめ

　医師の不適切なコミュニケーション行動が重なり、医師－患者関係が悪化すれば、ささいな出来事でも、それが引き金になって、目に見える大きな紛争に発展することがあります。本節では、次のような医師のコミュニケーション行動が紛争化と関連していることを紹介しました。

● 診察時間が短く、診察中に患者をせかす

● 患者に説明や情報提供をしない

● 患者を無視する、話を聞かない、関心を示さない

● 診察中に口数が少なく、患者に対する指示や促しの会話がない

● 情緒面の会話（笑い、関心、同情、同意）が少ない

● 患者から質問し難い

● 患者への対応が遅い、患者に関心を示さない

　以上のコミュニケーション行動に関する知見は良好な医師―患者関係を維持するうえで有用と思われます。これらの行動を避けることによって、医師の病名や予後の告知を含む説明義務をめぐる争いが契機になって紛争に発展することを防げる可能性があると思います。

6. 結論：より良い医療コミュニケーションや余命告知に向けての提言

　本稿では医師による病名や余命の告知が医師の説明義務の一部として位置付けられ、実施するか否かは医師の判断に任されていることを述べました。現時点で、裁判所は具体的な告知の基準を示さず、告知をするか否かは、現場の医師が一番よく理解しているので、諸事情を総合的に勘案のうえ最善の判断をしなさいと、総論的な意見を述べるに止まっています。また、医師の説明に対する患者の理解は論理的、客観的なものではなく、主観的、情緒的で、患者の体調次第で理解が後退し、医師の非難に向かう可能性のある、曖昧なものであることも説明しました。医師はこのような患者を相手に告知の判断をしなければなりません。しかも、裁判所からは告知の判断について現場の医師に「丸投げ」された状態で、全てのリスクを負わされています。原告から訴えられた場合、訴えられたこと自体が「最善の判断」をしなかった証拠であると見なされ、結果責任を取らされる可能性が高いのではないかと危惧しています。

　先行研究によれば、明らかな医師の過失によって患者が不利益を被った場合でも、そのことのみが原因で患者が訴訟に踏みきる確率は数パーセントに過ぎません。告知をめぐる訴訟は、原告が提訴理由として挙げる事由が発生する以前に医師ー患者関係が悪化し、患者（家族）が医師に強い不信感を抱いていた可能性が高いと思われます。医療コミュニケーション学領域の先行研究によれば、医師の不適切なコミュニケーション行動が医師ー患者関係の悪化、および、医事紛争の原因と考えられます。本章ではわれわれのデータや先行研究によって明らかになった医師の不適切なコミュニケーション行動を紹介しました。現場の医療者の方々には、これらの知見を参考にして医療者ー患者関係の悪化を防ぎ、病名や予後の告知を含む説明義務をめぐる争いの予防に役立てていただきたいと思っています。

参考文献

1) Farber HS, White MJ. A Comparison of Formal versus Informal Dispute Resolution in Medical Malpractice. Journal of Legal Studies. 1994: 23: 523-539.

2) Lester GW, Smith SG. Listening and talking to patients: a remedy for malpractice suits?. West J Med. 1993; 158: 268-272.

3) Hagihara A, Odamaki M, Nobutomo K, et al. Physicians and patient perceptions of the physician explanations in medical encounters. J Health Psychol. 2006; 11: 91-105.

4) マーク・スナイダー（著），斉藤　勇（監訳）．カメレオン人間の性格．川島書店：1998．

5) 池田謙一．コミュニケーション　社会科学の理論とモデル5．東京大学出版会：2000．

6) PGノートハウス，LLノートハウス（著），萩原明人（訳）．ヘルス・コミュニケーション，これからの医療者の必須技術．改訂版．九州大学出版会：2010．

7) Hickson GB, Clayton EW, Entman SS, et al. Obstetricians'prior malpractice experience and patints' satisfaction with care. JAMA. 1994; 272: 1583-1587.

8) Levinson W, Roter DL, Mullooly JP, et al. Physician-patient communication. The relationship with malpractice claims among primary care physicians and surgeons. JAMA. 1997; 277: 553-559.

9) Hamasaki T, Hagihara A. Physicians' communication skills with patients and legal liability in decided medical malpractice litigation cases in Japan. BMC Fam Pract. 2008; 9: 43.

10) Beckman HB, Markakis KM, Suchman AL, et al. The doctor-patient relationship and malpractice. Lessons from plaintiff depositions. Arch Intern Med. 1994; 154: 1365-1370.

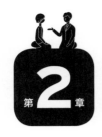

第2章 臨床コミュニケーション、Bad News Telling の概念モデルと教育

医療における患者とのコミュニケーションをどのように円滑に進めることができるのか問うことは、文化、地域を問わず世界中で重要な課題です。

この課題に対応するべくさまざまな研究が行われています。本章では代表的な3つの概念モデルを紹介します。そして近年特に注目されている終末期における臨床コミュニケーションを概観します。後半では、患者との良好な関係を保ちながら悪い知らせをいかに伝えるのかという課題への対応として代表的な2つの概念モデルの紹介をします。最後に臨床コミュニケーションを充実させるための教育と課題についてお話ししたいと思います。

1. 現場に役立つ臨床コミュニケーション概念モデル

1) 医療従事者にとってのコミュニケーションとは何か？

コミュニケーションとは人と人が情報を交換するあらゆる場面で発生するものであり、古来は個人が他者を認識した時点で自動的に開始するものでした。さらには文字、手紙、音楽、ラジオ、電話、テレビなど、直接他者を認識していなくても、個人が情報交換を意図してある種のツールを用いることにより一方的にコミュニケーションの端緒を開くことも技術の発達とともに可能となりました。さまざまな情報伝達のツールが利用される現代において、コミュニケーションの指す範囲は極めて広大なものとなり、「コミュニケーションを教える」などと言っても何を教えるのかは海千山千です。したがって、われわれ医療を行う者がどのようなコミュニケーションスキルを身につけるべきか、ということを明確にすることがコミュニケーション教育をするうえで不可欠な大前提です。

われわれが医療の専門家として振る舞う時、大きく分けてコミュニケーションをとる相手は「患者とその関係者」「医療関係者」「マスメディアや法曹などの他領域の専門家」「一般市民」の4種類です。相手に応じて要求されるコミュニケーションスキルはやや異なっており、それぞれの場面を想定したコミュニケーションスキルの獲得が必要になりますが、本章では特に医療従事者がその業務の中で最も基礎的に身につけておかなければならない「患者とその関係者」とのコミュニケーション、すなわち「臨床コミュニケーション」について取り扱うこととし、他の領域は他書に譲ることとします。

2）臨床コミュニケーションスキルの種類

　情報の収集や、患者さんとの良好な関係の構築、治療方針の合意と対話による癒しを提供するため、医療のありとあらゆる場面でコミュニケーションスキルは重要な役割を果たします。Riccardi と Kurtz は大きく分けて 3 つのスキルを学ぶことが重要であると明らかにしました[1]。すなわち①Content Skill、②Process Skill、③Perceptual Skill です。

①Content Skill とは医療従事者が医療面接中にやり取りする情報自体を扱う能力です。生物医学的なものに加え、患者さんの利益になるような情報のやり取りであれば、その他の心理的もしくは社会的な情報を扱う能力も含みます。医療関係者特有の技能と言えるでしょう。

②Process Skill とはどのようにして医療従事者が患者とやり取りをするかを指しています。言語的スキルや非言語的スキルといった一般の方々も用いる基本的かつ普遍的なコミュニケーションスキルから、対話をどのように主導し構成していくかという医療面接に特化したスキルまでを指します。この技術に特化した方法論の代表的なものとしてマイクロカウンセリングやアクティブリスニングなどが挙げられますが、詳細は他書に譲りたいと思います。

③Perceptual Skill は臨床推論や方針決定、患者さんと向き合う時の感情のコントロール法など、自身の考えや感情を取り扱うための技術のことを表しています。

　そして、これが最も大切なことなのですが、医療従事者はこれらの3つのスキルをそれぞれ単独で取り扱うことはできず、全てを統合的に扱うことが臨床現場では要求されます。生物医学的な情報収集および臨床推論を行う場で、同時進行的に患者さんとの関係性を構築し、意図や希望を汲み取り、時に癒しを与え、治療方針や今後の人生の目標について同じ方向を向いていくための準備をしなければなりません。

3）診察をするための枠組みとなるコミュニケーションの概念モデル

　上記の通り、診断と関係性の構築を医療従事者は同時並行で行っていきます。これを実践するための統合的な臨床コミュニケーション教育行うために、多くの臨床コミュニケーションの概念モデルが1960年代頃から提唱されてきました[2]。これらにおける共通点はいずれも医療面接における5つの要素、すなわち①面接の開始、②情報の収集、③関係性の構築、④病状説明と今後の計画についての相談、⑤面接の終了、です。まずはこれらの概念モデルに従って医療面接の体裁を整え、患者さんが医療関係者とのやり取りを気持ちよく、安全に行えるようにすることが大切です。今回は3つの概念モデルをご紹介します。

・BPS Model

　旧来の生物医学的な医療の方法論に対しての疑念は1970年代頃に明らかになってきていました。1980年にはEngelが生物心理社会的概念モデル（Biopsychosocial Model: BPS Model）を開発しました[3]。患者さんを従来の生物医学的な枠組みを超えて、心理学的な側面、そして社会との関わりにおける問題

点も含めて有機的に捉えるこの概念モデルは今でも頻用される有用な枠組みで、上記の Content Skill に相当すると考えます。

　BPS Model は患者さんを理解する枠組みとして有効ですが、それをどのように臨床現場で利用していくかというアイデアにかけています。

・PCCM

　そこで次にご紹介するのは患者中心の医療の方法（Patient Centered Clinical Method: PCCM）です[4]。今では患者中心の医療という言葉は巷に溢れており、誰もがそのようにあるべきだと考えていますが、具体的にどのように行うのかという問いに明確に答えられる人は少ないのではないでしょうか。Stewart が開発した PCCM は患者中心の医療を実践するための哲学であると同時に、具体的なフレームワークをもつという点で画期的でした。

　図 1 にあるようにまず医療従事者は疾病（Disease）と病い（Illness）について

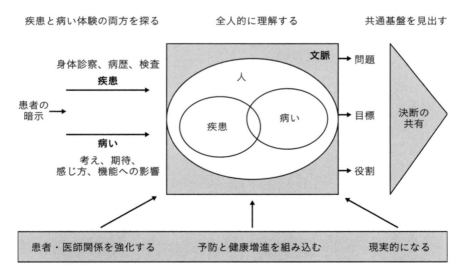

図 1　患者中心の医療の方法

どのような経験を持つのかを探ります。並行して地域や家族も含めて患者さんを全人的に理解するようにします。これら二つの情報を統合した上で患者さんと医療従事者との共通の基盤を見出すように努めます。そして主訴や継続受診理由にかかわらず予防と健康増進のための関わりをもつようにします。これらの営みを繰り返し、また患者さんの理解に努めることによって医療従事者と患者さんの関係を強化していきます。そして、患者さんには個別性や希望を加味し実現可能性の高い現実的な合意形成をします。

　PCCMは医療面接の構造を作る方法というより、患者さんを理解し協働するためのフレームワークのため、実際に患者さんとコミュニケーションをとっている時よりも、患者さんから離れた場所でこれを用いて理解を深め、そこから円滑なコミュニケーションへとつなげていくような使い方をすることが多いように感じます。もちろんこの技術が十分に内在化された医師ならば、無意識のうちに診療中にPCCMのエッセンスを用いることができると思いますが、学生や研修中の医師がこれを現場で利用しようとすると固まってしまうかもしれません。

・ Calgary Cambridge Guide

　最後にご紹介するのはCalgary Cambridge Guideです。イギリスのSilvermanとカナダのKurtzが共同で作り上げたこの概念モデル[5]は、医療面接を古典的な生物医学的な病歴聴取から拡大し、医学的な情報収集と関係性の構築を同時に行うように構造化されたものです（**図2**）。

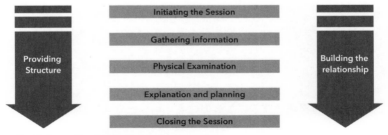

図2　The Calgary Cambridge basic framework

「導入」では初期のラポールの形成と受診理由の同定を行います。次に「情報収集」として患者さんの問題点を探索し、感情の表出を促します。その次に「身体診察」を行ったうえで「説明と計画」で適切な量と質の情報を提供し、患者さんの理解の助けをします。最後に「面接の終了」で次回までの計画立案と面接終了時の理解の確認を行います。

　この5Stepの進行と同時に「枠組みの提供」と「関係性の構築」を行います。「枠組みの提供」では面接の進行過程がスムーズになるよう適宜要約したり、話題が変わる時にわかりやすい案内の言葉をつけたりします。また「関係性の構築」では適切な非言語的振る舞いをしたり、関係性を構築するような言葉のかけ方をしたり、診察への患者さんの主体的な参加を促したりします。この構造により問題解決と同時に患者さんと有機的な関係性を構築できるようになります。

　以上3つの概念モデルを取り上げましたが、他にもさまざまな概念モデルが世界中で開発されています。どれを用いても患者さんとの協働関係の構築に寄与するものと思われますが、一つだけ忘れてはならないのは患者さんを深く理解し、協働するための枠組みであるこれらの方法ですら、「医療関係者がより効率よく働くためのツール」という側面をもっているという点です。万能な方法論は存在しないのは言うまでもないことで、長く患者さんと仕事をしていると自身が頻用するコミュニケーションの枠組みと相性の悪い方にしばしば出会います。この時に自身のフレームに固執せず一旦脇に置き、患者さんの言葉にただひたすら耳を傾ける、というコミュニケーションの基本に立ち返ることもまた、大切なのではないかと思っています。

4）合意形成と意思決定支援のためのコミュニケーション技法

　治療方針の決定については従来パターナリスティック（父権主義的）な方法

論が用いられてきました。すなわち、医療従事者は医療について唯一の妥当性のある判断ができ、それに患者さんが従うのが患者さんの利益に直結する、という概念モデルです。これは例えば「肺炎の治療をするためにはペニシリンという抗菌薬を使うのが最も妥当性がある」という、前述した通り生物医学的な事象のみを取り扱うのみで医療の役割を十分に果たせていた第二次世界大戦後間もない時期には十分に成立していました。また、衛生環境や医療水準が発達していなかったこともあり人の死は今より私たちの生活にとって身近なものであったことも、この概念モデルを受け入れやすかった要因だと思われます。しかし、1980年代頃になると医療技術の進歩は著しくなり、また人々も専門的な情報にアクセスしやすくなったことから、パターナリスティックな医療に対しての批判が強くなります。

　こうした批判と訴訟リスクを背景にして、北米では説明と同意(Informed Consent: IC) という概念が生まれ、1990年代になるとわが国でも次第に一般的になっていきました。医療従事者は患者に治療方針の選択肢および利益不利益を十分に理解できるよう説明し、患者が納得できる治療方針を選択し同意する、という考え方です。自分の仕事や家族、生活背景や経済状況などを加味し、治療の妥当性と副作用などを勘案したうえで、納得のいく選択をすることが患者の利益を最大化する、という考え方です。これは一時隆盛を極め患者さんに対し医療従事者が治療方針を丁寧に説明する文化が少しずつ根付いていきました。特に手術を必要とする診療科や副作用の強い抗がん剤治療、放射線療法などでは、私が知る限りほとんどの先生が十分な時間をかけて図を書いてわかりやすい説明を行うようになったのではないかと感じています。しかし時が経つにつれ、ICはやや形骸化していき、病状をさっと説明した上でともすれば裁判回避のためと思われかねない同意書類の束に署名をもらうだけの作業となってしまっているという批判が出てきます。また、医療という極めて専門的な領域のことを1時間程度の説明で完全に理解することは困難であり、その状況で患者さんが自分にとって適切な選択と決断をできるのだろうか、という疑

問も生まれてきました。また、情報を提供すれば患者さんが適切な判断ができるという考え方は消費者主義的であるという批判もなされました。

こういった状況を踏まえて2000年代に協働意思決定（Shared Decision Making: SDM）という概念が広まっていきます。SDMは父権主義と消費者主義という価値観の対立を解消し、患者さんと医療従事者が同じ方向を向いて医療をともに進めていく調和的アプローチを指します[6]。

SDMを行う必須要素としてCharlesらは①少なくとも医師と患者が関与する、②両者が情報を共有する、③両者が希望する治療について合意形成するための段階を経る、④治療について合意する、を挙げています[7]。しかしこれだけではICとの違いが明確にはなりません。SDMとICの大きな違いは臨床現場での不確実性と患者さんの価値観の多様性にあると中山は述べています[6]。

・ **SDMの9 Steps**

これらを理解した上で、情報共有および合意形成のための具体的な方法について Kriston らはSDMの 9 Steps（**表 1**）を提案しています[6]。

表 1　SDMの9 Steps

1	意思決定の必要性を認識する
2	意思決定の過程において、両者が対等なパートナーと認識する
3	可能なすべての選択肢を同等のものとして述べる
4	選択肢のメリット・デメリットの情報を交換する
5	医療者が患者の理解と期待を吟味する
6	意向・希望を提示する
7	選択肢と合意に向けて話し合う
8	意思決定を共有する
9	共有した意思決定のアウトカムを評価する時期を相談する

この 9 Steps は一方的に進むものではなく、ある時期に再度前に話し合った内容をチェックし修正を加えることも可能です。また患者さんやご家族の個別性に配慮し、順番を変えたりステップを飛ばしたりすることも大切です。それぞれのステップの意味・役割を十分に理解し、柔軟に運用することで、患者さん個人にあった意思決定をサポートすることが大切です。

現在、わが国の医療現場でも少しずつ SDM の実践が広がりつつあります。患者さん自身が望む人生を切り開くためのツールとして SDM がより発展していくことを願っています。

2. End of Life Communication
～終末期における臨床コミュニケーション～

1）終末期とは

「終末期」とは人間がその人生の最期を迎えようとしている一定の期間を指します。明確な定義はありませんが、例えばある日いきなり交通事故にあって不幸にもその場で亡くなった場合、その方には終末期と呼べる期間はなかったものと考えてよいと思われることから、終末期とは「疾病や老衰によってその方の人生の終わりが近くなっている時期」と言うことができるかもしれません。患者さんの避けられない死を前にしてどのようなコミュニケーションが医療または医療従事者に求められているのか、というのが本頁の中身と言ってよいでしょう。

2）終末期における心肺蘇生と DNAR

心肺蘇生とは心臓や呼吸が止まっている人に対して行うもので、いわゆる心臓マッサージ（正確には胸骨圧迫と言います）と人工呼吸を行うことを指します。心肺蘇生を行う前提は、行うことで心拍が再開し、その後の治療によって

生命が維持され、日常生活への復帰を目指すことが可能であることだと考えています。例えば肺がんで全身転移があり死期が迫って家族が見守っているような状態で心臓マッサージをしても、その場にいる誰も再び心臓が動き始め、元気な状態に戻るということを信じているわけではありません。これは儀式的な要素が強い心臓マッサージで、特に現場の医療従事者からは忌避される行為です。こういう時は心臓マッサージをせずに適切なやり方でお看取りをする方が患者さん本人にとってもご家族にとっても好ましいと思われます。

　では心肺蘇生を行うべき相手とはどのような方でしょうか？　典型的には働き盛りの方が運動中にいきなり胸を押さえて痛がり、その後倒れて動かなくなり、脈が触れず息もしていない、とういうような場面です。この方には蘇生行為と治療を行うことによって再び元気に生活できる可能性が十分にあるため、心肺蘇生を行うと同時に救急要請をして病院に搬送して治療を施す必要があります。蘇生行為自体で心拍が再開し、その後何事もなかったかのように生活の場に戻る方もまれにおられますが、基本的には心肺蘇生だけで患者さんが回復することは無いと考えていただいて構いません。医師は心肺蘇生に成功した直後から診察と検査を始め、「なぜ心臓が止まったのか」を探り当て、根本的な解決に結び付けられるよう努力します。例えば先ほどの例で倒れた患者さんが心肺蘇生により心臓が再び動き出し、救急医の診察で心筋梗塞が疑われたならば、循環器科医による心臓カテーテル検査や冠動脈インターベンションなどが行われ、心臓が動かなくなった原因を取り除こうとします。

　このような場合、われわれ医師はあまり悩むことはなく、全力で治療に取りかかり、患者さんの寿命を延ばすことに専念することがほとんどです。しかし、65歳の膵臓癌末期で有効な治療方法がもうないような方、もしくは100歳の寝たきりの方であったならばどのようにするでしょうか？　心臓マッサージをしてもあまり効果は期待できず、心肺蘇生による苦しい思いだけを経験させてしまうかもしれません。

DNAR（Do Not Attempt Resuscitation）とは「心肺蘇生措置の拒否という患者の希望を、医師やその他の医療者による指示という形で記録化し、救急搬送時など医療機関外でも対応可能とするもの[8]」という意味です。つまり、心臓が止まっても蘇生は行わず、そのまま看取って欲しいという患者さんの希望を酌んで、医師が蘇生行為を行わない決定を通知することを指します。この取り決めをもって回復の見込みのない患者さんが自身の最後のあり方を自己決定することができるようになります。

3）Advance Care Planning

　DNAR は心臓が止まった時に蘇生行為を行わない、ということを指すのはお分かりいただけたのではないかと思います。しかし、心停止はしていなくても何らかの病気で体調が悪くなり、治療をしなければ早晩死に至る可能性が高いが、自分の意思が表明できない状態になることはしばしばです。DNAR でカバーできるのは心停止の状態だけですので、その前の治療方針についての取り決めがあって然るべきではないでしょうか？

　このような議論を背景にしてアドバンスケアプランニング（Advance Care Planning: ACP）という概念が提唱されました。人生の最後を迎えるにあたり、個人が今後の治療・療養について、家族や医療関係者とあらかじめ話し合うことを指します[9]。話し合う内容には患者本人の気がかりや意向、患者の価値観や目標、病状や予後の理解、治療や療養に関する意向や選好、その提供体制が含まれます。これを行うことによって、患者自身が元気な時に思い描いていた納得のいく終末期の過ごし方を実践できる可能性が高まります。また、すでに患者さんが自分の意思を表明できないような状態にある場合、家族が患者さんの元気だった頃の考え方や意向を想像し、代理決定者として ACP を行うことも一つの方法です。具体的な ACP の進め方は**表 2** のように行うことが提案されています[9]。

表2　ACPの進め方

一般的なルールを守る（礼節・傾聴など）
病状の認識を確かめる
話し合いを導入する
代理決定者を選定する
療養や生活での不安・疑問を尋ねる
療養や生活で大切にしたいことを尋ねる
治療の選考を尋ね、最善の選択を支援する
代理決定者の最良の余地について尋ねる

　ただ、どなたに対してACPを行うことを提案するのが適切か、というのはやや難しい問題です。SPICT-JPという健康状態が悪化する可能性を探るガイドが開発されており[10]、これが話し合いを提案する一つの指針になるかと思われます。しかし、自身の死と向き合うのは誰にとっても多かれ少なかれ辛いものです。個人の性格やストレスに対する耐性、病状の深刻さなど、背景も千差万別です。全ての人が自分の死について真剣に向き合うことを望んでいるわけでもありませんので、不意にこのような話を持ち出すと患者さんが望まない形で自身の死を想起してしまい、そのことが以降の生活の質を著しく阻害する可能性もあります。日常診療の中で患者さんの声に耳を傾け、関係性を構築し、嗜好をある程度理解した上でACPが本人のその後の人生を豊かにするものなのか、という問いに答えられるようにすることが大切だと思われます。

４）現場が抱える終末期医療の問題

　話を心肺蘇生の現場に戻します。医療現場、特に救急の現場では例えば末期癌の患者さんが蘇生を希望しない意思を主治医に明確に伝えているにもかかわらず、心肺蘇生が行われるといった状況に極めてよく遭遇します。わが国の救急隊は「心肺蘇生等の実施を希望しない旨の意思表示を受けても、心肺蘇生等

をまずは開始する[11]」ことが義務付けられています。終末期の方の看取りは自宅で過ごされている場合、在宅診療を行う医師が出向いて行うことが多いのですが、家族の気が動転してしまったり、家族以外の事情の知らない方しかいなかったりが理由で救急要請されてしまうと、救急隊は心肺蘇生を行いながら救急病院への搬送をしなければなりません。蘇生が成功した場合高確率で人工呼吸器につながれた状態になりますが、その後回復しない場合は亡くなるまで人工呼吸器につながれてベッド上での療養を余儀なくされるのが日本の現状です。

　患者さんとその家族を中心として地域の医療従事者が密に連携をすることで、ソフト面ではある程度この問題をクリアできる可能性はありますが、ハード面、すなわち法律上の問題で蘇生が行われてしまっていることこそが、この問題が根深い所以です。翻って英国をはじめとした多くの欧米諸国では二次医療圏で電子カルテが共有化され各病院診療所間で同じ情報を見ることが可能[12]になっています。したがって制度として患者さんの自己決定を尊重する下地ができています。わが国でも法整備等によって地域で患者の終末期を支える体制が構築されることを願ってやみません。

　終末期医療におけるコミュニケーションの中でも、本書の中心的テーマである、余命告知と Bad News Telling、ACP について、第 4 章でさらに深く取り上げます。

3. 悪い知らせをいかに伝えるのか 〜2つの概念モデル紹介〜

　どう悪い知らせを患者に伝えるのかという問いは、ある国に限定された課題ではなく、世界共通の重要なテーマであり続けています。これからは、いかに悪い知らせを伝えるかについて示した 2 つの概念モデルを紹介したいと思います。

1) SPIKES　プロトコール

　北米において悪い知らせをいかに伝えるかという実践的ガイドとして発表されたのがSPIKESプロトコールです[1]。このSPIKESは、6つのステップからなり、悪い知らせを伝えるために必要な手順が含まれています。SPIKESプロトコールは米国臨床腫瘍学会（the Association Society of Clinical Oncology: ASCO）の公式カリキュラムの中でも取り上げられています。現在、悪い知らせをどう伝えるのかというガイドラインの中で、世界で最も認知度が高いものとなっています。日本でも医師国家試験出題基準にも明記され、2019年度の医師国家試験に出題されました。

　以下、それぞれ6つのステップを紹介します。

・ **ステップ1　Setting up the Interview.**
　　　　　　 面談を行う前に適切な場を設定します。

　悪い知らせをいかに伝えるか、どう伝えるかに考えが行きがちですが、まずは面談を行う場をどう適切に整えるかを意識することが大切です。事前にこれまでの経過、検査結果、紹介状などを再度確認して、問題点や伝えるべき内容をあらかじめ把握しておきます。

　以下、適切な設定する際のポイントを示します。

①Arrange for some privacy.　プライバシーに配慮します。
　　出来れば落ち着いて面談ができる個室で行うことが望ましいですが、難しい場合は、カーテンで仕切るなどの配慮が必要です。また、患者が涙することも考慮し、ティッシュを準備しておくなど、細かい配慮も大切かもしれません。
②Involve significant others.　同席者の希望がないかを尋ねます。
　　いっしょに説明を聞いて欲しい人が誰かいないかを尋ね、同席してもらい

ます。多くは家族のことが多いですが、時に親友かもしれません。患者に
とってつらいと感じるときに、心理精神的な支えになってくれます。

③Sit down.　座る位置も考慮します。

落ち着いて話すために座る位置も大切です。可能であれば対面で座るので
はなく、斜め90度で座る方が話がしやすい場合が多いです[2]。

④Make connection with the patient. 患者との十分な意思疎通ができるよう準
備します。

離れすぎず、近すぎない距離感はもちろんのこと、アイコンタクトを同じ
目線でとれるように考慮します。患者との間に障害物などがないかも確認
します。

⑤Manage time constraints and interruptions.　面談を妨げるかもしれないこと
について事前に対応します。

面談を中断するかもしれないことについては、事前にできるだけ対処して
おきます。例えば、携帯電話は切っておく、院内PHSは誰かに預けて対
応してもらうといった対応です。その準備があると、患者も説明する医療
者も落ち着いて面談を行うことができます。

・ **ステップ2　Assessing the patient's Perception.**
　　　　　患者の病状認識を確認します。

　まず、医療者が病状や検査の結果を説明する前に、患者自身が、どの程度自
分の病状を理解・認識しているかを確認します。このことに意識を向けること
により、患者がどの程度深刻に考えているのかを把握できます。そのことは、
その時点での患者の理解と現実に、どの程度ギャップがあるのかを把握できる
機会となります。その際に、しっかり患者の声に耳を傾け、患者がどのように
考えているかについて関心があることを言語的・非言語的に伝えることが重要
となります。

　また、患者の認識・理解を確認するために3つの視点に注目して話を聴く

ことが大切です[3]。

①医学的な病状に関する理解

　最初から関わっている患者ではなく、例えば、ある医療機関からの紹介の場合、前医からの説明がどのようになされ、それを患者がどの程度理解し、受け止めているのかなどを把握することは重要です。

②患者の話し方

　患者の話し方でも、どのように理解、解釈をしている（しようとしている）か把握できます。癌・腫瘍・悪いできもの、など悪性腫瘍でも表現の仕方はさまざまであるが、そのような理解の仕方なのか不安や心配に感じていることはあるのか、またそれは何かを把握するように努めます。

③背後にある感情

　直接言葉で、「不安です」「心配です」「とても気になっています」などと言われることで明確になることもありますが、言葉ではないメッセージ（非言語的メッセージ）にも着目します。あえて明るく振舞って話をしようとしているのか、厳しい表情なのか、視線が泳いでいるかなど、言葉にできないメッセージに敏感になることで、背後にある感情をくみ取ることができます。そしてこの時が、患者の感情を理解する最初の機会となります。

・ ステップ3　Obtaining the patient's Invitation.
　　　　　　患者がどの程度知りたいかを把握します。

　患者は多くの場合は全て知りたいと思っているかもしれませんが、しかし時として詳しい説明を望まない患者もいます。ステップ3の目的は、患者がどの程度情報を求めているのかを医療者側が把握することです。また患者の知りたい情報は時間とともに変化することも理解しておく必要があります。全ての情報を伝えたとしても、患者が受け止めることができる量には限りがあり、必ずしも1回で全ての情報を伝える必要はありません。また、この質問により、「知る権利」とともに「知りたくない権利」も尊重することができます。具体

的な聞き方としては例えば、

「あなたは何が起こっているか正確に知りたいタイプの人ですか？」

「今後の一般的な経過や先々の見込みについて知っておきたいほうですか？」

さらに、今は聞きたくなくても、後で聞きたい場合には対応できる旨の説明は必要です。

・ ステップ4　Giving Knowledge and information to the patient. 患者と情報を共有します。

ステップ2で患者の理解を確認し、ステップ3でどの程度知りたいかを把握しているので、これを踏まえ情報の共有を開始します。ここで大事なことは、3つです。1つ目は、何を話すかをしっかり整理することです。診断、治療計画、予後、援助など1つひとつ共有する情報の目的を医療者がしっかり意識しておかないと、患者は混乱してしまいます。2つ目は、患者の理解度に合わせて、日常用語を用いて説明します。3つ目は、患者が理解しやすいよう、話を少しずつ進めることです。また、患者が理解しているか時々尋ねてみます。

「私の説明は分かりますか？」「ここまでのところは理解できましたか？」

患者の理解を助けるような図や冊子、資料などを用いることもいいかもしれません。持ち帰って患者自身が再度確認できるような配慮があるとさらにいいでしょう。また話を進める際には「警告」と言われる前置を試みるといいかもしれません。

例「残念なことなのですが…」

この警告は精神的な衝撃を和らげてくれる効果があります。

- ・ ステップ5　**Addressing the patient's Emotion with Empathetic responses.**　患者の感情に共感的に対応します。

　ステップ5は、Emotion（感情）とEmpathetic（共感的）です。Buckmanは、この患者の沸き起こる感情に共感的に接することが医療者で最も難しい対応のひとつであると報告しています[4]。ショック、否認、怒り、恐怖など患者によってさまざまな感情的対応が起こります。Baileらは、共感的に対応する4つのステップを示しています[1]。

①その患者に起こる感情が何かを観察します。
②患者が抱いていると思われる感情を言葉にして確認します。
　「すごくがっかりしているんですね」
　もし、患者の感情がはっきりしないときは尋ねてみます。
　「今、どのように感じておられますか？」
③なぜその感情を抱いているのか、その理由を尋ねます。通常は、悪い知らせと関連しますが、その関連がよく分からないときはもう一度聞いてみます。
④短時間患者が自分の感情を表出できる時間を取った後、その感情と理由が十分理解できるものであることを共感的に言葉で返します。以下例を示します。

医師	「とても残念ですが、レントゲン上は化学療法が効いていないようです。（少し時間をおく）腫瘍が少し大きくなっています」
患者	「そうですか…（泣き出す）」
医師	「○○さんが聞きたかったことではない、と思います。私ももっといい結果であることを望んでいました」

- ・ ステップ6　**Strategy and Summary**　今後の計画
　最後のSはまとめと今後の計画を立てることです。まとめる中で、患者が誤

って理解していないかを確認します。このステップで重要なことは、今後の治療やケアが患者と共に決められる計画があることを保証することです。そのために、次回の予約をすること、次回の予約がない場合でも、連絡や相談ができる方法を説明することで、患者の不安を軽減でき、あなたを見捨ててはいませんというメッセージを送ることができます。

・ SPIKES 概念モデルの有効性について

このSPIKES概念モデルは、広く知られており、専門家の中でも有用であるという報告[5-7]や、SPIKES概念モデルを使ったトレーニングの有効性も示されています[8, 9]。

2）SHARE 概念モデル

もう一つの概念モデルを紹介します。上記SPIKESプロトコールは、北米で開発されたが、悪い知らせを伝えるというコミュニケーションで文化の違いがしばしば指摘されています[10, 11]。そこで内富らは、わが国において悪い知らせを伝えられる際に医師に対してどのようなコミュニケーションを望んでいるのかを明らかにするために、42名のがん患者、7名のがん専門医を対象とした面接調査、および529名のがん患者を対象とした質問紙調査を行いました[12]。その結果、患者の意向は4つの因子構造であることが明らかとなりました。その4つの構造を概念モデル化し、わが国において医師が患者に悪い知らせを伝えるための実践的な態度や行動を示しているのがSHAREです[12]。

以下、SHAREの要点を述べます。

・ Supportive Environment（支持的な場の設定）

まずは、落ち着いた環境を整えること、信頼関係の構築を行います。
いくつかの具体的行動を示します。

◀信頼関係構築▶

1　礼儀正しく接します。

　　言うまでもないことだが、挨拶をして礼儀正しい対応を心がけます。

2　アイコンタクトに留意します。

　　同じ高さの目線で、目を見て話します。ただ凝視しすぎない方がいいです。

3　電話ではなく、直接会って面談します。

4　面談が中断しないように配慮します。

　　院内PHSなどは他の人に預けて対応します。また家族の同席を勧めます。

◀場の設定▶

1　プライバシーが保たれた、落ち着いた環境を設定します。

　　外の音が聞こえない、また面談が外部には聞こえない個室が望ましいです。大部屋など隣の人が聞こえる場所は出来るだけ避けます。

2　十分な時間を設定します。

　　患者、医療者双方の都合を考慮し、十分な時間を確保します。外来診療では十分な時間がとれないことが多いため、別の時間帯を設定するのが望ましいです。

・ **How to deliver the Bad News（悪い知らせの伝え方）**

　ここでのポイントは誠実に対応すること、患者の納得が得られるように対応することです。

◀誠実な対応▶

1　事務的な話し方、大げさな感情的な表現は避けます。

2　いらいらしたような様子では話しません。

　　患者の言葉の遮り、ペン回し、貧乏ゆすりなどは避けます。

3　正直に、分かりやすく、丁寧に伝えます。

4　患者がどの程度の情報（進行度、原因、転移の場所など）を知りたいか意向を確認します。

◀理解しやすく納得のいく説明▶

1　患者の現在の理解・認識を確認します。

2　はっきりと伝えるが「がん」という言葉を繰り返し用いません。

3　言葉は注意深く選択し、適切に婉曲的な表現を用います。

4　質問を促し、その質問に答えます。

　　説明の途中でも質問できるようにします。また、面談の後でも質問できることや看護師に聞くことができることを伝えます。

5　実際の検査結果や画像を交えて説明します。

　　時には図や絵を使って患者が理解しやすいよう配慮します。

6　必要に応じ紙に書いて説明します。

・ **Additional Information**（付加的な情報）

　3つ目に重要なことは、今後の治療方針、生活への影響、その他の相談や関心事が打ち明けることができる雰囲気を作ることです。

　具体的には以下の5つのポイントが大事です。

1　意思確認

　　患者の意向を尊重することは当然だが、今後の方針決定過程に誰が関与するかも含め意向を確認します。

2　医学情報

　　治療方針、合併症、副作用の説明の他、セカンド・オピニオンについても説明します。

3 社会的情報

日常生活がどうなるか、利用できるサービス・サポートついて情報提供を行います。

4 患者が希望する情報の提供

標準的以外の治療法、最新の治療法、がんに関する情報の入手法など希望する情報を提供します。

5 その他患者が希望する話題

がんの患者に限ったことではないですが、患者は気になっていることについて相談していいものかどうかと悩むことがあります。患者が相談しやすい雰囲気を作ることを心がけます。またどんな話題でも取り上げる用意があることを伝えること、時にこちらから質問がないかを尋ねることも大切です。

- **Reassurance and Emotional support（安心感と情緒的サポート）**

4つ目の事項は、患者と家族の気持ちを理解し、共感を示すことです。以下に示す4つのポイントが大切です。

1 患者の気持ちの理解

患者の今の気持ち、心配なことを聞き出します。患者の気持ちを支える言葉（例「一緒に取り組みましょうね。」など）をかけます。

2 共感

患者の感情を受け止め、共感を示す。患者の気持ちをいたわる言葉をかけてあげます。

3 患者の気持ちに配慮

直接的な病気のこと以外に、季節や気候、患者の関心事などを話すことで、気持ちを少しでも和らげることができます。

4 家族への配慮

家族（同席者）へも視線を向け、家族に対しても説明をしていることを

示します。また、質問や聞きたいことがないかを伺います。

また、下表のごとく SHARE の構成要素を面接場面で時系列に沿った形での（起承転結）も示されています（**表 3**）。

表 3 時系列に沿った流れ

起	**面談を準備する** ● 事前に重要な面談であることを伝えておく ● 家族の同席を促す 「次回のお話は大切な内容ですので、ご家族の方といっしょにお越しいただいてもかまいません」 ● プライバシーが保たれた部屋、十分な時間を確保する ● 面談の中断を避ける ● 身だしなみや時間遵守など基本的態度に留意する **面談を開始する** ● 面談の始めからいきなり悪い知らせを伝えない ● 気持ちを和らげる言葉をかける 「じめじめとした日が続いていますが、体調の方はいかがですか」 ● 経過を振り返り病気の認識を確認する 「前の先生からどのような説明を受けましたか」 「病気についてどのようにお考えですか」 「前回お話ししたことについて、その後どのように感じましたか」 ● 現実とのギャップの埋め方の戦略を立てる ● 聴くスキルを使用して患者の気がかりなことを聞く 「今一番ご心配なことは何ですか」 ● 家族にも同様に配慮していることを認識してもらう
承	**悪い知らせを伝える** ● 心の準備のための言葉をかける 「大切なお話です」「少し残念なお話をしなければならないのですが」 ● 写真や検査データを用いる。紙に書く ● 分かりやすく明確に伝える ● 患者の理解度を確認し、話すのが速すぎないか尋ねる 「ご理解いただけましたか」

（表の続き）

承	● 感情を受け止め、気持ちをいたわる 「つらいでしょう」「私も○○さんの立場なら、がっかりすると思います」 ● 質問や相談があるかどうか尋ねる
転	**治療を含め今後のことについて話し合う** ● 標準治療、とり得る選択肢について説明する ● 推奨する治療法を伝える ● がんの治る見込みを伝える 「治癒は非常に厳しい状況ですので、今の生活を保つことが今後の目標です」 ● セカンド・オピニオンについて説明する ● 患者が希望を持てる情報も伝える 「痛みについては薬でコントロールできます」 「新薬が承認される予定です」 ● 患者の日常生活や仕事について話し合う
結	**面談をまとめる** ● 要点をまとめる ● 説明に用いた紙を渡す ● 患者の気持ちを支える言葉をかける 「一緒に治療していきましょう」 ● 責任を持って診療に当たること、見捨てないことを伝える 「これからも責任を持って診療にあたります」

3）SPIKES と SHARE の違い

　SPIKES と SHARE の違いは、前者が悪い知らせをどう伝えるとかという手順であるのに対し、後者は患者が医師に望むコミュニケーションの要素を示しています。時間軸は考慮されていませんが、わが国のコンテクストに沿って、情緒的なところが強調されているのが特徴です。

　久保田氏[12] が指摘しているように、上記の 2 つの概念モデルはガイドラインであり、記載されたように行うのが大切なのではなく、本質を理解しながら目の前の患者にいかに応用するのかが現場では求められていると思います。

4. 臨床コミュニケーション教育

1) 臨床コミュニケーション教育のこれまでと現在

さまざまな予後告知を含む臨床コミュニケーションに関する課題に医療界全体として対応するために、医療者教育をいかに充実させるかが重要であることは論を待ちません。日本の医学教育はこの課題にどう立ち向かおうとしているのかについて、近代の医療コミュニケーション教育の歴史と現在行われている改革を踏まえ、少し概観したいと思います。

先にも述べましたが、欧米でも以前は、医師が治療方針を決定し、患者が従うといったいわゆるパターナリズム（父権主義）が主流でした。しかし、第二次世界大戦以後、米国では患者の自己決定の意識が高まりの中で、患者中心の医療の流れが主流となりインフォームド・コンセントの概念が確立しました。この概念は、①患者に情報を開示すること、②患者の十分な理解、③患者の自発的な意思決定から成り立っています[13]。

わが国では約40年程度の遅れでインフォームド・コンセントの概念が医療現場に取り入れられました[13]。1990年日本医師会倫理懇談会は、「説明と同意についての報告」を発表、また1995年に厚生省（当時）から患者と医療者のよりよいコミュニケーションを成立させるための提言などがなされました。

このインフォームド・コンセントの概念確立と普及から、患者が治療上の意思決定に主体的に参加できるような情報提供の仕方、疾病構造の変化による慢性疾患治療やケアのためにセルフケアを促すような患者教育の重要性も増してきました。このような背景から、医療面接では、①患者の問題解決に必要な情報を患者の関心に沿って収集し、②患者が治療上の意思決定や治療過程への主体的な参加を促すような情報提供を行い、③良好な関係を構築できるような共

感的なコミュニケーションを行う必要性が生じ、医療コミュニケーション教育の重要性が浮き彫りになりました。

　この流れを踏まえ、わが国でも 1991 年に厚生省から発表された「臨床実習検討委員会最終報告」、1996 年に「21 世紀医学・医療懇親会報告」の答申が出され、患者の接し方やインフォームド・コンセントなどコミュニケーション教育の重視が謳われましたが、残念ながら教育の改善はあまりみられませんでした[14]。その後、文部科学省が 2001 年に発表した「21 世紀における医学・歯学教育の改善方策について」以降に実質的な改革が動き出したというのが現状です。同年概念モデル・コア・カリキュラムが策定され、全国医学部教育の基盤と位置付けられました。この概念モデル・コア・カリキュラムの中で、基本事項の一つとして、また 2007 年の概念モデル・コア・カリキュラム改定で「医師として求められる基本的な資質」に、コミュニケーション能力が盛り込まれました。つまり、全ての医師の必要な能力として正式にコミュニケーション能力が明記されたのです。

　さらにわが国の医育機関での説明責任と卒前臨床実習を充実するために、2005 年に共用試験臨床実習前 OSCE（Objective Structured Clinical Examination）と呼ばれる実技試験が全国の医学部で正式実施となりました。医療面接が課題の一つとなり、医学生のコミュニケーション能力が評価されるようになりました。また 2020 年には、臨床実習後 OSCE が正式実施される予定です。

　卒後教育を見てみると、2004 年にコミュニケーション能力を含む基本的な診療能力を涵養するための医師臨床研修が努力義務から必修となりました。この制度の行動目標の一つとして「患者－医師関係」が掲げられ、具体的には、

患者を全人的に理解し、患者・家族と良好な人間関係を確立するために、
　1　患者、家族のニーズを身体・心理・社会的側面から把握できる。

2　医師、患者・家族がともに納得できる医療を行うためのインフォーム
　　ド・コンセントが実施できる。

3　守秘義務を果たし、プライバシーへの配慮ができる。

と明記されました。

この目標に沿って、全ての研修医は教育・評価されることになりました。

　現在、2020年度の3回目の医師臨床研修制度の見直しにあたり、卒前・卒
後のシームレスな教育への改革が進められており、その中でもコミュニケーシ
ョン能力は一貫して重要な能力と位置付けられる予定です。

　また、現在、国際基準を踏まえた分野別国際認証受審が各大学医学部で進め
られています。2023年までに全ての医学部が受審し評価を受ける予定です。
その中で、卒業時のどのような能力を身につけていることが必要という視点に
着目して構築される、アウトカム基盤型カリキュラムの推進が求められてお
り、全国医学部でカリキュラム改革が進んでいます。当然、その中で概念モデ
ル・コア・カリキュラムに定められているコミュニケーション能力も重要項目
として卒前の医学教育改革が進んでいます。

2）シミュレーション教育の需要の高まり

　では、どのような方法でコミュニケーション能力を涵養すればいいのでしょ
うか。

　わが国のみならず世界で共通の重要な課題ですが、近年は、特に卒前教育に
おいてシミュレーションによるトレーニングが全国の医療機関で実施されてい
ます。

　欧米では従来、臨床教育の考え方として、See one、Do one、Teach one（学習
者に技能を見させて、自ら体験させて、それを誰かに教える）という考え方があり

ました[15]。臨床現場で教育するというコンセプトです。

　欧米でもわが国でも、患者の立場に立つことが重要であるという心構えなどは唱えられていましたが、実際にどうするのかという教育は、不十分なままでした。

　1960年米国の神経内科の教授であったBarrows氏が初めて模擬患者を活用して、神経学的所見を教育するうえで、完全に模倣して演じられる人の活用を報告しました[16]。当時はProgrammed patientと呼んでいましたが、その後Simulated patientと呼ばれるようになりました。1970年代には医療コミュニケーション教育に全米で模擬患者が活用されるようになりました。1980年代になると臨床能力の評価にも有用であることが認識され、世界でOSCE（Objective Structured Clinical Examination）といった客観的評価試験で活用されるようになりました。日本でも、1975年にBarrows氏が来日し、模擬患者が紹介されました。1988年には川崎医科大学で模擬患者養成が始まり、現在ではわが国で1,000名を超える模擬患者が、対人コミュニケーションの教育・評価のために活躍しており、全国の医育機関でシミュレーションを基盤とした医療コミュニケーション教育が実施されています。

　またシミュレーション教育に注目が集まっているのは、患者とのコミュニケーションを練習していない学生がいきなり患者と面接をすることは、特に患者の人権や医療安全の側面から問題視されるようになってきたことも背景としてあります。実際、WHOは患者安全カリキュラムガイドを発表し、その中でも模擬患者を活用したシミュレーショントレーニングの重要性に言及しています[17]。さらに近年、See one、Do one、Teach oneに新たに2つのカテゴリーが追加され、See one、Simulate one、Do one、Reflect one、Teach oneという考えが広がっています。つまり、シミュレーションで十分トレーニングしてから現場に出るという流れです。

シミュレーションを活用した医療コミュニケーション教育の利点について藤崎は以下の 6 つであると述べています[18]。

　①問題解決的であること、②現実的であること、③総合的であること、④動機付けになること、⑤能動的・参加的であること、⑥安全であること、です。このように学習者の学びを促進する多くの利点があります。

　ただし同時に欠点も指摘されています。それは、1.時間がかかること、2.教員の力量に依存すること、ということです。現在、医師の長時間労働が問題となっていますが、卒前医学教育を担う大学教員の多くは医師であり同様の問題を抱えています。そのため、特に 1.と関連しますが、教員が十分なシミュレーションを含めた医学教育に時間を割くことが難しくなっているということは大きな問題です。

3）ビデオレビュー

　ビデオレビューとは、医療面接現場の録画動画を見て、その良いところ、悪いところを議論する教育法です。利点としては学習する側が安心して議論に入れること、客観的に場を観察することがより可能になることです。場合によっては学生や医療従事者の模擬面接や実際の診療現場を録画し、これを振り返りに使うこともあります。特に自分の医療面接現場を客観的な視点で見ることは非常に新鮮で、ビデオを見るだけで非常に大きな驚きと学びがあり、学習効果は極めて高いものと思われます。

　ただし、自身の面接風景に強い衝撃を受ける場合もあり、現場の指導者にはこれらをケアする力量が必要とされます。また、模擬面接の振り返りの場でビデオレビューを用いる場合は多くの人に自分の面接を見られるという状況に参加者が同意していることも大切です。

以上のように、社会のニーズを反映しながら卒前・卒後を通してコミュニケーション能力は医療者として重要な能力の一つと位置付けられ、課題はありながらも卒前・卒後を通して教育が行われています。悪い知らせをどう伝えるかに関して、今後さらなる教育の充実が求められています。

参考文献

1) Riccardi VM, Kurtz SM. Communication and counselling in Hearth Care. Charles C Thomas Publisher. 1983.
2) Silverman J. Skills for Communicating with Patient, CRC Press. 2013.
3) Engel CL. The clinical application of the biopsychosocial model. American Joulnal of Psychiatry. 1980; 137: 535.
4) モイラ・スチュワート(著), 山本和利(監訳). 患者中心の医療. 診断と治療社：2002.
5) https://www.gp-training.net/training/communication_skills/calgary/guide.htm
6) 中山健夫. これから始める！シェアード・ディシジョン・メイキング　新しい医療のコミュニケーション. 日本医事新報社：2017.
7) Charles C. Shared decision-making in the medical encounter. What does it mean? (or it takes at least two to tango), soc sci med. 1997; 44: 681.
8) 日本医師会 web site. https://www.med.or.jp/doctor/rinri/i_rinri/c04.html
9) 山田康博, 森川日出男.「人生の最終段階」の支援のためのコミュニケーションーアドバンス・ケア・プランニングを始めよう. 総合診療. 2017；27：609-614.
10) https://square.umin.ac.jp/endoflife/shiryo/pdf/shiryo01/8_2.pdf
11) 田邉晴山、丸川征四郎. 救命を望まない傷病者への心肺蘇生等のあり方-日本臨床救急医学会からの提言-. EMERGENCY CARE. 2017：30：992-997. JISA提言書. https://www.jisa.or.jp/Portals/0/resource/opnion/201106.pdf
12) Baile WF, Buckman R, Lenzi R, et al. SPIKES — a six-step protocol for delivering Bad news: application to the patient with cancer. The oncologist. 2000; 5: 302-311.
13) 古谷伸之. 診察と手技がみえる. 古谷伸之, editor: メディックメディア；2007.
14) バックマン・ロバート(著), 恒藤　暁(翻訳). 真実を伝える：コミュニケーション技術と精神的援助の指針. 診断と治療社：2000.
15) Buckman RA. Breaking Bad news: the SPIKES strategy. Community oncology. 2005; 2: 138-142.
16) Mueller PS. Breaking Bad news to patients: the SPIKES approach can make this difficult task easier. Postgraduate Medicine. 2002; 112: 15-18.
17) Alelwani SM, Ahmed YA. Medical training for communication of Bad news: A literature review. Journal of education and health promotion. 2014; 3.
18) Park I, Gupta A, Mandani K, et al. Breaking Bad news education for emergency medicine residents: A novel training module using simulation with the SPIKES protocol. Journal of Emergencies, Trauma and Shock. 2010; 3: 385.

19) Baile WF, Lenzi R, Kudelka AP, et al. Improving physician — patient communication in cancer care: Outcome of a workshop for oncologists. Journal of Cancer Education. 1997; 12: 166-173.

20) Garg A, Buckman R, Kason Y. Teaching medical students how to break Bad news. Cmaj. 1997; 156: 1159-1164.

21) Fujimori M, Parker PA, Akechi T, et al. Japanese cancer patients' communication style preferences when receiving Bad news. Psycho‐Oncology: Journal of the Psychological, Social and Behavioral Dimensions of Cancer. 2007; 16: 617-625.

22) Uchitomi Y. Truth-telling in cancer care: The Japanese perspective. Topics in Palliative Care. 2001; 5: 95-106.

23) 内富庸介, 藤森麻衣子. がん医療における　コミュニケーション・スキル　悪い知らせをどう伝えるか. 2007.

24) 宮城恵子, 伊佐雅子. 患者の視点からみた医療不信とコミュニケーション. 日本コミュニケーション学会九州支部『Kyushu Communication Studies』. 2012;10:14-36.

25) 福島　統. 第七章　戦後における医学教育制度改革. 坂井建雄, editor;東北大学出版会: 2012.

26) 日本医学教育学会教材開発・SP小委員会. シミュレーション医学教育入門. 藤崎和彦, editor: pp2-12. 篠原出版新社:2011.

27) 藤崎和彦. 模擬患者によるコミュニケーション教育—その歴史とコミュニケーションのポイント(特集 看護教育におけるSP(模擬患者)活用法の可能性). Quality nursing. 2001; 7:548-556.

28) 藤崎和彦. 日本のPBLチュートリアルと医療コミュニケーション教育の現状と課題(焦点1保健医療のコミュニケーション教育). 日本保健医療行動科学会年報. 2004;19:1-25.

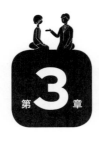

第3章 救急医療における余命告知と Bad News Telling

本章では、救急医療の現場におけるバッドニューステリング（Bad News Telling）の重要性と、実際にどのように行えば、患者や患者の家族、病院スタッフとコミュニケーションがうまくいくのかを示したいと思います。

まず、なぜ救急医療の現場が、他の医療現場と異なる Bad News Telling の場であるのかということを示します。一つは急な病気や怪我で病院に搬送され、生命や人生の危機に陥る状況です。本人のみならず家族にとっても大きな試練となります。加えて日本の超高齢化社会において、慢性の全身疾患を多併存している患者さんとすべての医療者は日々向き合っています。そうした徐々に弱っている、あるいはずっと具合が悪いといった状況と違い、予想だにしなかった突然の生命の危機、あるいは急速に予後が悪くなるといった状況もまた救急医療の場で起こりえます。そしてそのことを本人・家族に伝えなければなりません。

次に実践編です。そこでは危機管理におけるリスク・コミュニケーションとクライシス・コミュニケーションの理論を応用することが必要です。もちろん適切な伝え方は一朝一夕に身につけられるようなことではありません。ある程度確立された方法を実践することによって、口下手であったとしても患者やその家族に伝えることができるようになります。しかし定型的なだけではよくありません。コミュニケーションにおいて言葉に占める割合は1割、残り9割は表情や雰囲気といった非言語的なものと言われています。その中で医師や医療従事者は患者・家族に共感を持つという姿勢が求められます。

最後にいくつか事例を示します。うまくいったものもあればそうでないものも示しました。救急は Bad News だらけです。不適切な告知が行われ、患者家族からの信頼を失い、結果として訴訟になってしまえば、医師にとっても患者家族にとっても不幸なことになります。救急医としてぜひ Bad News Telling ができるようになってください。

1. 救急医療の課題と高齢化社会

> 時間に追われる救急医療の現場において、
> 医師から患者家族に対して行う治療・予後に関する説明と同意は、
> 余命告知・Bad News Telling そのものである。

1）コミュニケーション

　救急医学・救急医療とは急病（疾病、外傷、熱傷、中毒、環境異常、災害）などを扱う医学の一領域です。英語ではエマージェンシーメディスン（Emergency Medicine），クリティカルケアメディスン（Critical Care Medicine）に相当します。救命救急処置、集中治療を行うことを専門とし、看護師や救急救命士等の多職種や診療科と連携して診療にあたります。

　救急医療は決して一人の医師では出来ません。チーム医療、指揮系統、リーダーシップの重要性も重要です。病院前医療（プレホスピタルとも呼ばれ消防の救急隊活動やドクターカー・ドクターヘリにより傷病者が病院に到着する前から積極的に医療を実践）、災害医療、戦傷医療、研究開発、公衆衛生、標準治療研修も救急の重要な項目です。時間に追われる救急医療の現場ではとにかく体力・気力・精神力（忍耐力）が求められます。救急医療に関わる医師は救急を専門とする救急医の場合もあれば、循環器内科や外科の医師が重篤な患者に直面する場合もあります。

　救急医療に関わる医師に求められる資質は1にも2にもコミュニケーション能力です。急病で動揺する患者・家族への丁寧な説明が求められます。救急疾患は一般に病態は重篤であり、予後は必ずしも良くありません。しかも救急の初期の段階に限られた情報の中で多くの決断を行わなければなりません。その中で多職種・診療科と連携協力してリーダーシップを発揮し、チーム医療を実践しなければなりません。

　コミュニケーションとはなんでしょうか？　わかりやすく言えば、対話です。対話はそれ自体が目的でもあり、手段でもあります。日常生活においてコミュニケーション、対話を通じて私たちは他人と交流し、豊かな人生を楽しむことができます。しかしながら医師と患者のコミュニケーションでは治療・予

後に関する説明と同意を得るための手段でもあります。そして Bad News Telling もまたコミュニケーションの重要なあり方の一つです。

2）救急医療における Bad News Telling

表 1 は救急で扱われる代表的な疾患です。患者・家族にとっても一生に一度の緊急事態でもあります。

表 1　救急の代表的な疾患

くも膜下出	喘息重積発作	転落外傷
心肺停止	てんかん重積	労災事故
交通事故	脳出血	災害
大動脈解離	脳梗塞	電撃症
心筋梗塞	溺水	窒息
アナフィラキシー	熱中症	自殺未遂
急性中毒	肺炎	網膜剥離
全身熱傷	消化管出血	精巣捻転
分娩停止	傷害事件	肺塞栓
子宮外妊娠	低血糖	その他

　救急医療の現場において、医師から患者家族に対して行う治療・予後に関する説明と同意は、余命告知や Bad News Telling となり得ます。端的に言えば、救急医療＝余命告知・Bad News Telling です。

　余命告知・Bad News Telling として医師から患者家族に伝えられる内容は、主に病気あるいは怪我により（1）死ぬかもしれないこと、（2）後遺症が残るかもしれないこと、（3）緊急に入院、手術を含む治療が必要であること、そして（4）治療中に不測の事態が起こりうること、です。

事例 1

　55歳、男性。出張中の福岡で会議に出席中、激しい頭痛と嘔吐が出現し意識を失った。救急車にて直ちに大学病院に搬入され、精査にて脳動脈瘤破裂に伴うくも膜下出血であった。意識レベルはJCS200（深昏睡で痛み刺激にわずかに反応）であり、緊急手術が必要であった。

　担当医は関西にいる奥様に電話連絡し、重篤な状態であること、死亡・後遺症が残る可能性が高いこと、緊急手術（脳動脈瘤クリッピング術）が必要であることを伝えた。奥様は混乱する中で、辛うじて同意することしかできなかった。奥様は息子さんと新幹線で急ぎ入院先の病院に向かった。

　男性は緊急手術を終え、集中治療室に入院していた。主治医からは手術が無事終わったこと、意識が戻る可能性については五分五分であること、治療中に合併症を起こしてしまったこと（CT撮影中に嘔吐し嘔吐物を肺に誤嚥してしまったこと）が報告された。

　事例 1 から、救急医療の現場における医師の持つ優位性について見ることができます。治療の主導権は医療側にあります。患者・家族は医師の言うことに従わざるを得ません。患者・家族には簡単な質問をするのが精一杯で、意見や反対する余地がほとんどありません。勿論対話をする余裕も全くありません。医師もしばしば有無を言わせない雰囲気で強い口調で話をします。パターナリズムとなり得ます。

　救急医療に携わる医師の立場を説明すると、救急室に搬入された時点で重篤であること、緊急検査、緊急手術が必要であることは明らかです。しかし平時から多くの患者の診療を行っているわが国の病院において外来、入院病棟、検査室、手術室はほぼ埋まっています。その中で他の診療科や診療部門に依頼して無理やり枠を空けて検査や手術、入院を行わなければなりません。緊急手術は 1 分でも早く実施し出血部位を止めなければなりません。そしてその間も

複数の他の救急患者の診療に当たります。

　非常にストレスのかかる状況の中で患者家族に説明を行い、治療の同意を得なければなりません。仮に患者家族から「もう少し考えさせて欲しい」「他の人の意見も聞きたい」と言われても、医師は「時間がありません」と言わざるを得ません。このように救急医療における医師と患者家族のコミュニケーションは厳しい場面に直面することがしばしばあります。

　加えて、不確実性の多い救急医療の現場では訴訟対策のため、患者・家族に対してより防御的な強い口調での説明に陥りがちです。

> **医師**　「電話先で申し訳ないのですが、ご主人様の緊急手術の同意をいただけますか？　詳しいお話は奥様が来られてから改めて行います」
>
> **妻**　「自分だけでは判断できません。親類に相談したいと思いますが少しお時間をいただけますか？」
>
> **医師**　「時間の猶予はありません。同意がなければ、緊急手術は行えません。タイミングが遅れれば手遅れになります。その場合、ご主人さんの生命については保証し兼ねます」
>
> **妻**　「分かりました。手術をお願いします。どうか主人の命を救ってください」
>
> **医師**　「手術は行いますが、命が絶対に救えるという保証はありません。後遺症が残る可能性も高いです。ご了承ください」

　もし担当医師がドラマのように「大丈夫です。任せてください」と言えればどれだけ気分が楽でしょう。経験豊富な医師こそ、救急医療の現場において未来予想が不可能であり、しばしば予想外の最悪の結果に陥ることを理解しております。したがって医師は、決して「大丈夫です。任せてください」と患者・家族に言ったりはしません。むしろ、言ってはならないものとして教えられています。

さらに言えば、救急医療は負け戦の連続です。

　重篤な急病で搬送された患者が後遺症なく元気に退院し社会復帰することは比較的まれです。救急医療の最初の目標は救命、命を救うことです。命を救う＝元どおりの元気な姿に戻る、というわけではありません。

　ドラマの影響やドクターヘリ、AED自動体外除細動器の普及に伴い、救急医療が一般の方にとっても身近なものになりました。その分期待も大きく、そこから命を救う＝元どおりの元気な姿に戻るという誤解が発生しているのかもしれません。重篤な急病で搬送された患者の多くは、その後何らかの後遺症や合併症を抱え、長い療養やリハビリが必要となります。もちろん患者家族の努力で自宅退院そして社会復帰される方もいらっしゃいますが、全員ではありません。

3）高齢者救急

　高齢者救急とコミュニケーション、Bad News Telling について見ていきたいと思います。近年救急搬送件数、救急搬送時間の大幅な増加が見られております。その背景には高齢化・超高齢社会の到来があります。年を取ると人は高血圧、糖尿病、認知症、がん、骨折など多くの疾患を持つことになります。加えて高齢者はフレイル（英語のfrailty、かつては虚弱と訳されていた）と呼ばれる、加齢に伴い外的ストレスに対して脆弱性が亢進した状態です。

　若い方であればストレスや侵襲が加わっても速やかに元のレベルに戻りますが、高齢者は身体機能が落ちているため元のレベルにはなかなか戻れません。自立して健康な状態と要介護状態の中間に位置する状態であり、適切な介入・治療により改善する可能性があります。そのため高齢者は救急対応が必要になることがしばしばあります。

現代の救急医療は高齢者救急と言っても過言ではありません。一般に高齢化社会に伴い医療費や社会保障費が増加すると考えられます。ですが実は医療費の増加は高齢者医療よりも医療の高度化によるものが大きいと言われています。高齢者医療の中に高度医療が適応される場合もあります。高齢者であっても社会の一員であり、当然ですが基本的人権を有しており、平等に医療を受ける権利があります。医療従事者も高齢者というだけで診療を拒否することは決してありません。しかし救急医療の現場では高齢化・超高齢化社会に伴い多くの問題に直面しております。高齢化によって救急医療を必要とする高齢者が増加し、高齢者ゆえに一般に予後が悪いため、余命告知やBad News Tellingの能力が必要となります。

特に難しい問題の一つに、救急現場における心肺蘇生を望まない傷病者への対応、そして終末期患者に対する救急・集中治療の在り方が挙げられます。これについては後で詳しく説明します。

4）コミュニケーション教育の必要性

医師の説明力不足に医療現場のスタッフが困惑する場面がしばしばあります。以下の5つの要素が揃うと、救急現場において医師と患者家族の関係は極めて悪くなり緊張状態に陥ります。そしてまとまる話もまとまらなくなります。前述の高齢者社会、医師のコミュニケーション能力不足、Bad News Tellingの必要性を踏まえ、改めて教育の必要性が挙げられます。

①医療に対する知識や理解が十分にない患者・家族への配慮が足りない
②病状や治療方針に関する要点をまとめきれない
③自分の説明内容が患者家族にとってどれだけ心理的な負担を強いられるか想像できない
④医師自身が担当している患者の疾患の知識や臨床経験の不足

⑤服装や姿勢、目線、患者家族への敬意等、いわゆる非言語コミュニケーションへの理解の欠如

　これらを批判するのは容易ですが、①〜⑤のいずれも本来であれば適切な事前準備、あるいは教育訓練で習得が可能なものでもあります。

　個人的な見解で恐縮ですが、医師は一般にコミュニケーション能力が十分でなく、その結果として患者・家族への病状説明が下手だと思います。このことは筆者自身にも当てはまります。

　医師は一般に小さい頃から勉強ばかりであり、人との付き合いは下手で人生経験も不足している場合も多いです。挫折を知らず社会経験も乏しい人が多いと思います。医学の習得は膨大な時間がかかり、勉強に人生の大部分を費やし、生活に余裕がないためやむを得ないかもしれません。

　医師はコミュニケーションに関する系統的な教育訓練を受けていません。私が医学部にいた25年前にインフォームド・コンセントに関する講義がわずかにあっただけです。その後も卒前・卒後の医学教育において患者・家族とのコミュニケーションのあり方について時間をかけて系統的な教育研修が行われたという話は聞いたことがありません。

　伝統的に医学教育では「人ではなく病気を見る」ことを強調してきました。病気を治すためなら時に心を鬼にすることもあり得ます。他方看護師の教育では患者・家族とのコミュニケーションについて徹底的に講義・実習で学びます。また自分の限られた経験では、欧米の救急医学会の研修にて救急現場における患者家族のコミュニケーションのあり方に関するレクチャーを何度か聞いたことがあります。他方、社会を広く見渡しますと、災害・危機管理の分野ではコミュニケーションの重要性が強調され膨大な教育研修体系がつくられております。

繰り返しになりますが、医師は患者家族のコミュニケーションについて系統的な教育訓練を受けておりません。医師がどのように余命告知・Bad News Telling を行うか、病状説明を行うかは医師個人の裁量に負う所が大きいです。医師は診療の現場で失敗を重ね経験を積む中で身につけていきます。この原稿を書きながら、筆者は改めて、救急医療に関わる医師がどのようにして余命告知・Bad News Telling を行うかについて、その重要性を認識し、方法論の確立の必要性を痛感しております。

2．救急における余命告知

> 救急医療における余命告知と **Bad News Telling** については、
> いくつかの方法論が提唱されているが、研究は極めて少ない。

1）救急における余命（死亡の）告知

　まずは救急において家族に患者の死亡を通知する事例を見てみましょう。

事例 2

　9 歳、女児。学校の体育の授業で他の生徒と一緒にプールで泳いでいた。もともと 25 メートルは泳げる生徒であった。自由時間で遊んでいて突然溺れてしまった。教員にて直ちにプールから引き上げられたが心停止状態であったため直ちに 119 番通報した。混乱のため教員らは十分な CPR が出来ず、救急隊到着後に AED（自動体外除細動器）を装着すると心電図では心静止であった。家族には学校から連絡するも母子家庭であり、母親は仕事中で携帯電話がつながらない状況であった。女児は病院到着後、救急担当医師にて気管挿管、人工呼吸管理、強心薬投与しながら CPR を継続するも自己心拍は再開しなかった。1 時間近く蘇生措置を継続するも全く反応がない状況であった。画像検査等で原因検索を進めたが、水泳中

の心停止を起こす疾患は同定できなかった。やむを得ず、救急担当医は死
亡宣告を行った。

　事故発生 2 時間後に母親に連絡が取れ病院に直ちに向かうことが学校
側から連絡があった。救急担当医師は救急室外の待合室で目を真っ赤にし
た母親と会った。医師から「学校からどのようにお話を聞いております
か？」と聞いたら、母親は「水泳中に溺れて心臓が止まり救急車で病院に
運ばれて治療中とだけです」と回答された。「お母様、今からお子さんの
ことで大事なことをお話させて頂きます（以下省略）」

　突然の死亡を家族に伝えることは決して容易ではありません。お話を受ける
家族にとっての驚き、悲しみ、動揺は察しても余りあるものだと思います。ま
た、それを伝える医師にとっても責任の大きい、非常に辛い仕事でもありま
す。この仕事は経験豊富な医師によって行われます。そして医師のみならず、
看護師や他の医療スタッフと協力して家族対応します。誰にとっても家族の突
然の死は大きな悲しみです。特にお子さんの死亡は家族、特に母親にとっては
言葉にならない大きな悲しみです。

　米国小児学会そして米国救急医学会は「救急医療において、子供の死亡は、
他の死と鑑みても感情、文化、手続き、法令の上で困難なものである」"The
death of a child in the emergency department is an event with emotional, cultural,
procedural, and legal challenges that often distinguish it from other deaths（原文）" と
声明が出されております[1]。そのため、小児救急領域では余命告知、Bad News
Telling に関する研究がいくつか行われております。

　米国ベイラー大学のコリー医師そしてテキサスサウスウエスタン医療センタ
ーのユアン医師らは、小児の救急現場を想定したシミュレーション教育で余命
告知と Bad News Telling を習得する研修が、小児救急を学ぶ若手医師に対して
重要かつ有効であったと報告しています[2]。

救急医療領域における余命告知と Bad News Telling の方法論はがん治療領域に比べて知見が限られているのが現状です。国内の研究や取り組みを調べても医中誌やその他の検索方法にて「救急」と「予後告知」をキーワードとして検索しても、関連する研究報告は多くはありません。救急医療領域における余命告知と Bad News Telling の研究は看護分野を中心に行われ、医療スタッフ・患者関係のあり方を分析するものが中心です。他方、医師による研究や報告は残念ながら皆無に等しいです。救急室や集中治療室において看護師を含めた医療スタッフがどのように患者家族に寄り添い、支援することに重きが置かれるかは、極めて重要な内容となっております。看護師の存在なしには救急医療は成立しません。

２）医師のスキルとしてのコミュニケーション

　コミュニケーションは医師にとって重要なスキルであると言えます。そして余命告知、Bad News Telling はコミュニケーションの一つとして位置づけられます。米国卒後医学教育認定評議会（Accreditation Council for Graduate Medical Education: ACGME）が定める医師としての 6 つのコアとなる能力（英語では Competencies）が挙げられております[3]。

#１．患者のケア。患者の話を聞くなど患者本位の医療を実践することが主だが、確実な手技など技術的な面も含まれる。Patient Care (and Clinical Skills)

#２．適切な医学知識。Medical Knowledge

#３．自己研鑽、自己学習。最新のエビデンスに基づく診療や教育の実践など。Practice-Based Learning and Improvement

#４．対人関係、コミュニケーション能力。Interpersonal and Communication Skills

#５．プロフェッショナルとしての責任感、態度、倫理観。Professionalism

＃6. 医療システムの社会的役割の認識、主にはコスト意識を持った保険
　　　医療の実践など。Systems-Based Practice

　踏み込んで考えますと、余命告知、Bad News Telling はこれら 6 つの能力の
上に成り立つものであるとも言えます。

　このように、余命告知や Bad News Telling をどのように行うかは、救急医療
の根幹に関わると言えます。しかしながら先述した小児救急における米国の取
り組みがむしろ例外で、十分な教育や研修の機会がありません。

　救急医学学術協会（Society of Academic Emergency Medicine: SAEM）によると、
米国での調査では 70％の救急医が死を告げることを心理的に難しいと感じて
いると報告しています。さらに救急医療現場では患者家族とのラポールや関係
性が事前に確立されておりません。家族と医師は救急の場面で突然会うことに
なります。この状況で家族に死の説明をしなければならないことは非常に困難
であります。また救急医の多くは、死に至ったことを責められてしまうのでは
ないか、家族が悲しむ姿を見なければならないのか、医師自身が死を直面する
ことを恐れているのではないか、という思いを心に抱えています。米国の救急
医は卒前教育において約半数が患者の死をどのように伝えるか教育を受けてい
ますが、卒後教育では三分の一しか研修する機会がなく、94％の救急医は死の
説明も含めた余命告知や Bad News Telling の教育訓練の充実の必要性を痛感し
ております[4]。

　余命告知や Bad News Telling は人間性に関わるもの、医師の魂やあり方に関
わるもの、そして担当する医師の裁量に委ねるもの、として聖域化することが
しばしばあります。しかし、余命告知や Bad News Telling は教育訓練によって
誰であっても一定水準のことが実行できます。つまり適切なテクニックを習得
することで、救急現場で患者の死や予後を伝えるという困難な仕事がある程度

できるようになることが期待出来ます。

　その中で救急医療の現場から、余命告知（死の宣言を含む）やBad News Tellingのあり方についていくつか提言されているので紹介したいと思います。福井県立大学病院救急総合診療部林寛之先生が提唱するPQRST法[5]、そして前述の救急医学学術協会が提唱するGRIEV_ING法[6]とBuckmanの6段階法[7]の3つです。

3）救急室における死の宣言PQRST法

　同方法は以下の5つの段階を踏まえて行います。

P　：　Prepare 準備
Q　：　Quick and Direct Death Notification 死の宣告は簡潔明快に
R　：　Response Phase 家族の反応に対応する
S　：　Summarize/Support まとめと家族のサポート
T　：　Team Care 医療チームのフォロー

　それでは各段階を解説します。

・P：Prepare　準備
　救急車で心肺停止患者が救急室に運ばれてきたら、全力で蘇生治療を行います。自己心拍が再開すれば、手術や検査、集中治療室への入院など救命治療が継続されます。しかし一定時間治療を行っても自己心拍が再開し生命兆候が見られる見込みがない場合は、蘇生を行いつつ、家族に現状を伝え、蘇生の中止・終了と死亡について伝える準備をしなければなりません。ケースバイケースですが、蘇生の中止・終了と死亡について家族に説明することは少しでも早く行うことが重要です。

準備の項目で重要となるものは人的資源、情報、空間、時間、心そして体です。

　まず人的資源についてお話しします。

　まず人的資源ですが、救急室で蘇生中に家族に対して余命告知（死の宣言を含む）や Bad News Telling を行う場合、医療チームを蘇生チームと家族対応チームに役割分担します。通常医療チームにはリーダー医師、リーダー看護師が決められ、彼らの指揮命令系統でチーム医療が行われます。リーダー医師・リーダー看護師はしばしば経験豊富な年長者が担当することが多いです。蘇生チームと家族対応チームに役割分担する際、このリーダーがどちらに入るか、これはその時のメンバーや状況に合わせて決めざるを得ません。家族対応チームには経験豊富な看護師の存在が不可欠です。

　次に情報ですが、蘇生現場では情報が錯綜していることは珍しくありません。目の前で蘇生措置を行っている傷病者の名前が不明のままであることもしばしばです。その場合であっても、現場の状況を知る救急隊や警察、本人を知る家族、看護師、病院での各種検査データなどあらゆる情報をできるだけ集めて整理し、わかりやすい内容となるようにしなければなりません。そして家族に説明できるよう、救急の状況、治療の経過、検査結果、現在の状況が極めて厳しいことを簡潔に伝えなければなりません。

　また空間ですが、家族に極めて重大なお話をするため、可能な限りプライバシーや家族感情に配慮した場所を準備し、説明を担当する医師・看護師は説明に専念できるよう時間を確保しなければなりません。特に説明中に医師のPHSが鳴るようなことは決してあってはなりません。

　説明する医師の「心」の準備も必要です。もし不安があれば、家族に会う前に少しでもいいから誰かを相手にして家族説明のリハーサルすることを強く勧めます。適切な言葉を選んで説明しなければなりません。

　そしてもし家族がご遺体となった患者さんと会う場合には、家族が見るに耐えうる状態になるように綺麗にしなければなりません。

　救急医療の現場ではしばしば電話で遠方にいる家族に患者の死や重篤な状況

を伝えなければならない場面があります。この場合、相手の顔や表情を見えない中で限られた時間で適切に要件をお伝えしなければなりません。以下のような点に留意して電話連絡することが勧められております。

#1．相手が電話に出たら、相手が誰なのか、患者の家族なのか、自分が話をしなければならない相手なのか、確認します。こちらが慌てるあまり、最初に電話に出た患者と無関係な人間と話を始めてしまうことは避けなければなりません。

#2．自己紹介しましょう。「〇〇病院救命救急センターの医師　永田高志と申します。現在、救急で運ばれてきました〇〇さんの治療を担当しております」

#3．ゆっくりとした口調で、特に夜中の場合突然の電話でお話をすることの許可とお詫びを相手に伝えます。そして本来であれば直にお会いしてお話をしたいことを伝えます。

#4．いきなり、患者の死亡や重篤な状況であることを伝えず、「〇〇さんについて大変残念なお話をしなければなりません」のような前振りを伝えます。そして本題に入ります。

#5．もし前振りの段階で、電話の相手が話を遮って話を急ぐように懇願されたら「大変残念でありますが、〇〇さんはお亡くなりになりました」と伝えます。状況に合わせて、病状について簡潔に伝えます。詳細については病院に来られてからと伝えます。

#6．電話の相手に、誰か支援する家族や友人がいるか確認します。

#7．電話の相手からの連絡がいつでも対応できる病院の電話番号を伝えます。

・ **Q：Quick and direct death notification　死の宣告は簡潔明快に**

　説明を行う医療スタッフの自己紹介を行い、説明すべき全ての家族が揃っているか確認しなければなりません。全員揃わない場合もしばしばありますが、

多くの臨床現場では到着を待つ余裕がありません。その時はその旨を了解いただかなければなりません。

　また家族以外の人がその場にいないことも確認しなければなりません。交通事故の加害者や第三者はこの場にいてはなりません。本来患者の死は、その患者個人のプライバシーであるため、本来であれば家族であっても患者本人の同意がなければ説明することは出来ません。しかし救急の現場でかつ患者の意思が確認できない場合は、止むを得ず家族に説明せざるを得ないのです。

　したがって全く関係のない第三者には聞かせてはなりません。時として、交通事故の加害者が立会いを強い口調で要求する（あるいは脅される）場合もあり得ますが、その時は「あなた自身にとって最終的に不利になります」とお伝えすることで納得が得られることが多いです。

　家族に患者の死を伝える場合、できるだけ簡潔に、曖昧な表現を使わないで明確に伝えなければなりません。時間としては30秒から2分以内が望ましいとされます。

　例：「救命救急センターの医師、永田高志でございます。○○さんの救急治療のリーダーを担当させて頂いております。○○さんについて大切なお話をさせていただきます。○○さんは仕事中に突然腹痛を訴え、腹部動脈瘤破裂という生命に関わる重い血管の病気を起こして心停止、心臓が止まってしまいました。救急車で当院に運ばれまして、できる限りの治療を行いましたが、お腹からの出血が多く、心臓の動きが再開することはありません。緊急手術もできない状況でございます。現在も懸命の治療中ですが、残念でございますが回復の見込みはありません。今からご家族には救急室に入って頂きましてご家族の見守る中で、死亡とさせて頂きます」

　この内容が最適な内容であると私自身思いません。あまりにも簡潔過ぎであり、家族にとって状況が飲み込めないまま死を告げられても何も理解できないのでは、という批判もあるかと思います。

　しかし中途半端な説明や曖昧な表現では、かえって混乱や有り得ない期待を

家族に抱かせることになります。また医学用語を羅列するような説明も不適切
となります。

　説明の際は家族にしっかり向かいあってお話ししなければなりません。落ち
着きのない態度や目を合わせない振る舞いは許されません。相手の目を見て話
すことは一般に難しいため、相手の額や眉間を見るつもりでやれば話をする側
も気が楽かもしれません。

・ R：Response Phase　家族の反応に対応する

　医師から患者の死が伝えられると、家族は大きく悲しみます。家族にはさま
ざまな悲嘆の反応が起こります。まず突然の患者の死に対して驚きます。否定
するかもしれません。否定は人が持つ防衛機制の一つであり、正常な反応でも
あります。自分の家族の死を簡単に受けられないのは人間として当たり前で
す。急な死に接して怒りの気持ちが出てくることも珍しくありません。自分自
身や亡くなった患者、あるいは医療スタッフに対してその怒りが向くこともあ
ります。この怒りも自分を保つための防衛機制の一つでもあります。

　ですので、その怒りをそのまま受け取って家族と争いになってはいけませ
ん。また死を通じて、罪悪感を持たれる方もいらっしゃいます。自分があの時
声をかければ、自分がもっと早く気がつけば、電話をすれば、病院受診を勧め
れば、と悲しむ方もいらっしゃいます。この時には医療スタッフからの温かい
声かけが重要となります。

　これらの患者家族の感情を受け止めることも、説明する医師そして一緒に立
ち会う看護師の大事な役割となります。実際として医師はこれらの驚き、怒
り、悲しみを受け流します。そのまま受け止めることはしません。時間の許す
限り家族に感情を吐き出させ、患者と家族の時間を尊重しなければなりませ
ん。医師そして医療スタッフは聞き手役に徹し、共感性を持って接しなければ
なりません。

　時として沈黙も重要となります。沈黙は医療側にとって不安な時間となるか
もしれませんが、沈黙もまた一つのコミュニケーションのあり方です。言葉を

並べるよりも共感性を持って家族の気持ちを受け止めることが大切です。

　医師が言ってもいいこと、言ってはならないこともあります。列挙すればきりがありませんが、患者そして家族の尊厳を第一に考えて言葉を選ばなければなりません。

　事例2のような子どもの急な死の宣告を家族に行う場面では、立ち会う医療スタッフにとっても言葉で表せないほど辛い時間です。しかし誰よりも辛いのは亡くなった患者そして家族、特に母親です。このような時に医療スタッフが涙を流すことはあってもいいと思います。悲しいときは誰でも悲しいのです。医師はどのような状況であっても感情的にならずに振る舞うことが求められています。そしてそのように訓練を受けております。しかし時に我慢に我慢を重ねて人としての感情を抑え込むだけでなく、そっと悲しい気持ちを出すことも人間としては当然だと思います。

　また、家族が患者と一緒に救急車で病院に同行する場合は死の宣言をするタイミングを計ることは出来ます。問題は家族が遠方にいる場合です。その場合は電話等で状況を説明し、病院に急ぎ来ていただくよう説明しなければなりません。電話の段階では、仮にすでに死亡している場合でも、そのことは告げずに、治療中であること、到着を待っていることを伝えて、急ぎ来てもらうように、伝えます。ただし家族の病院到着に時間がかかる場合（1、2時間以上）であれば、止むを得ず電話先で死亡宣告をせざるを得ないこともあります。筆者も何度か止むを得ず電話で死亡宣告したことがありますが、電話先から家族の泣き叫ぶ声がずっと聞こえていたことがありました。

・S：Summarize/Support　まとめと家族のサポート

　前述のQとRにて死の宣告を簡潔に行い、家族の反応に対応したのちには、改めて詳細な説明を行い、家族からのあらゆる質問に対してできるだけ答えることが必要です。現場で何が起こったのか、現場でどのような処置が行われたのか等の病院に至るまでの経過もきちんと説明しなければなりません。そして病院での治療内容、実施した医療行為、経過を説明します。必要に応じて検査

データや画像検査を供覧します。必ずしも十分な情報が提供できないかもしれませんが、できるだけ家族が納得できるよう努力しなければなりません。

状況から患者が苦しまずに死亡した場合、あるいは出血や痛み等で苦しんだ場合が推察できる場合があります。それを家族にどのように伝えるかはケースバイケースだと思います。

他の医療機関等で治療中に死亡した場合、家族はその医療機関での治療に問題があったからと犯人探しをする場合があります。医師には「前医を否定しない」という原則があります。前医とは自分より前に患者の診療に当たった医師のことです。これは身内のミスや失敗を隠すためではありません。医療はたとえ最善の治療を行っても未来を予見することが困難で、不測の事態になることがあります。死に至る疾患を早期発見・早期治療することは極めて困難です。後医はあくまでも中立な立場で家族とお話しするべきです。

病院外心肺停止の場合、しばしば死因の特定ができない時があります。あるいは事件性がある場合や誰も目撃していない場合があります。後者であれば、警察からの情報をもとに原因究明を計ります。そして殺人事件等の事件性がある場合は、警察に対応を委ねることになります。この際、死体検案のためご遺体を病院から警察が署まで搬送することもあります。

家族に説明が終わると、医師は死亡診断書・遺体検案書を書かなければなりません。死亡診断書・遺体検案書は医師法に定められた業務です。ご遺体を家や葬儀会社に運ぶまでの移動や役所への届出（死亡届や火葬届、埋葬届等）に必ず必要となります。

そして看護師はエンゼルケア（死後に行う処置、保清、エンゼルメイクなどの全ての死後ケアのこと）を行います。他にも家族のためのさまざまなサポート業務があります。葬儀会社の手配のお手伝いをすることもあります。あるいは家族の精神的サポートも必要に応じて行います。これらの業務は看護師だけでなく事務職員の方に担当していただくことになります。あくまでもチーム医療の中で役割分担をして家族にできることを最大限行います。患者が死亡した家族の悲嘆は通常 6 ～ 10週間は続くと言われております。時に半年、一年続く

方もおりますし、患者の死亡が契機でうつ病を発症することもあります。救急において必ずしも家族の精神的サポートを長期で行うことは容易ではありませんが、出来ることがあればするべきだと思います。

前医で治療を受けていた場合は、状況に応じて何らかの方法で前医に経過を報告することも必要となります。

・T:Team care　医療チームのフォロー

人の死は患者家族のみならず、医師そして医療スタッフにとっても精神的に辛いものです。蘇生治療中は機械的に救命措置をしているように見えても、それは自分自身の精神が崩壊しないようにするための自己防衛が働いて、死に対して鈍感になっているように装っているだけです。医師、医療スタッフであっても人の死に慣れるわけではありません。その一方で、他の治療が必要な患者さんを含め多くの業務が待っております。ですので、重い気持ちを引きずって診療してはいけません。

チーム医療に参加した医療スタッフのストレス対処法のひとつとしてストレスデブリーフィングがあります。ブリーフィングとは業務前に行う話し合い、そしてデブリーフィングは事後に行う話し合いです。

デブリーフィングでは、自分のストレスや思いを吐き出して精神的・心理的影響を共有してストレスを解消する方法です。良い面と悪い面があり、適切に行えば有効なストレス対処となり得ますが、不適切に実施すれば、かえって自分を責めることにもなり得ます。また忙しい救急医療の現場で改めて集まってデブリーフィングをする時間を確保するのも容易ではありません。

したがって、何気ない雑談や会話の中で小さく少しずつ気持ちを出して心の安定をはかっているのが現実です。あるいは、もしリーダー医師がチーム医療に参加してくれた医療スタッフを集めて、皆さんの協力と努力に感謝し、亡くなった患者を心から悔やみ、可能であれば黙禱し、今後も頑張る決意を表して締めくくる簡単な儀式を行ってもいいかもしれません。

4）GRIEV_ING法

　紹介したPQRST法以外にも欧米ではHobgoodらがGRIEV_ING法を提唱しているので紹介します。GRIEVEは英語の動詞で、日本語で「深く悲しむ」という意味です。それを現在進行形にしたものです。

　救急室において死の宣告をする場合以下の5つのポイントが重要となります。
　①死を宣告する時間
　②環境のコントロール
　③救命措置の詳細
　④死因の医学的な説明
　⑤家族の危機的状況や悲嘆へのマネジメント
　これを達成するためにGRIEV_ING法が提唱されました（**表2**）。

表2　GRIEV_ING法

G	Gather	集める。必要なすべての家族、知っておくべき情報を集める
R	Resources	資源。患者家族を支援する人的資源を調達する。院内の専門部署やソーシャルワーカー、葬儀会社、海外では牧師等
I	Identity	患者の同定、自己紹介。死亡した患者を名前で呼ぶ。家族を同定し、他者には話さない
E	Educate	教育（説明）。家族に状況を伝える
V	Verify	確認。簡潔に死亡を宣告し、死を受け入れたか確認する。曖昧な表現は避ける
-	(space)	空間と時間。家族の悲嘆の波が押し寄せるので、十分な時間と空間を準備する
I	Inquire	質問。家族からの質問を受ける。適応があれば臓器提供の意思を確認する
N	Nuts & Bolts	実務処理。葬儀会社手配や患者の私物の引き渡し、ご家族にご遺体を見てもらう
G	Give	与える。死亡診断書、遺体検案書を渡す

事例 3

　14歳、中学校 2 年生男児。学校から自転車で帰宅中に暴走したトラックに巻き込まれ受傷した。車体の下に潰されてしまい救助に10分を要した。現場で心肺停止状態であり、CPR を継続しながら救命救急センターに搬送された。

　救命の可能性は極めて低いがリーダー医師の判断でCPRを継続しながら救急室開胸術による止血術を実施した。学校から連絡を受けた母親が病院に到着した。リーダー医師は待合室で母親と面会し、搬送された小学生がお子さんであるか衣類とランドセルで確認し、交通事故で心停止であること、救命が極めて困難であることを伝えた。医師から「蘇生中ですがお子さんに会われますか？」と確認したところ、母親から「是非会わせてください」と言われた。医師より「かなりきついものになりますがよろしいですか？」と再確認すると、黙って頷かれた。そして救急室に入っていただいた。

　事例 3 のように家族に蘇生現場に立ち会わせるか？

　おそらく次のような疑問を持たれる方も多いかと思います。救急蘇生現場は密室の聖域でしょうか？　蘇生現場に家族が立ち会うと医療の質が下がってしまうのでしょうか？　蘇生現場に立ち会った家族はのちに心的外傷を受けてしまうのでしょうか？

　結論を先に申し上げると、患者家族に蘇生現場での立会いの希望を確認した上で患者の蘇生現場を見ていただくことは多くの場合家族にとって良い点がたくさんあります。

　この課題に対して国内外でいくつかの研究が行われております。救急蘇生現場に家族を立ち会わせるか否かについては**表 3** の通りさまざまな議論があります。

表3　救急蘇生現場に立ち会うメリット、デメリット

	患者の家族	医療者
立ち会うメリット	● 蘇生のためにできる限りのことをしたという現実を目の当たりにできる ● 蘇生経過を理解できる ● 医療スタッフの努力を見ることで感謝の念が生まれる ● 既往歴など蘇生に有用な情報をその場で提供できる ● 患者の最期に立ち会うことでけじめがつけられる。深い悲しみからの立ち直りを助けることができる ● 罪悪感や不安、焦燥を減らすことができる ● 患者と最期の別れをいう機会がある	● 家族が立ち会うことで、患者を蘇生対象の人体ではなく、生活や人格のある存在として扱うことができる ● 救急現場において全人格的なアプローチができる ● 緊張感があり、スタッフ全員がプロフェッショナルな行為に徹することが出来る ● 医療スタッフができる限りのことをすべてしているということを家族に見せられる ● 家族への配慮に関心のあるスタッフが増える ● 患者のプライバシーや人格を重視した態度を取るようになる ● 家族から直接詳細な情報が取れる
立ち会うデメリット	● 血を見るのが嫌いな人、プレッシャーの中にいるのが嫌な人にとってはその場にいることは苦痛以外の何物でもない ● すべての患者家族が蘇生現場を見たいわけではないことを医療スタッフが理解していないと、家族にとってはトラウマとなりうる ● 蘇生そのものが非日常的であり、自分の予想を超えて怖い場合にはトラウマになる ● 家族がいることで、医療スタッフが無用に蘇生を長引かせているのではという不安になる ● 家族の体調不良	● 家族がいることで機械的に処理をしづらく感じる ● 正しいことをしても、結果が悲惨な場合に訴えられるのではないかと不安になる ● 緊張のせいで処置がうまくいかないかもしれない ● 非日常的な行為を家族に見せることで、家族が精神的にトラウマを受けることになるのではと不安になる ● 家族がいることで、不必要に蘇生が長引く恐れがあると不安になる ● 家族が精神的に不安定になってしまうと、サポートをするスタッフ要員が必要となる

　患者が救命蘇生措置を受けている際、すべての人が蘇生現場に立ち会うことを希望している訳ではありません。20％は見たくないと考えているという報告もあります。大切なのは医師から「蘇生現場に立ち会うこと、見ることを希望されますか？」と機会を与えることが重要となります。

蘇生現場は極めて非日常です。特に外傷の蘇生であれば通常の心肺蘇生に加えて救急室開胸術や開腹術等が行われて、床が血の海であることもあり得ます。

　蘇生現場に立ち会わせた後、家族をそのままにしておくことはあってはなりません。経験豊富な看護師が必ず側についていることが必要です。場合によっては看護師が付き添って外に出てもらう方がいい場合もあり得ます。

　大規模研究によると、蘇生現場を見る機会を与えられなかった家族や敢えて見ないことを選択した人に、心的外傷ストレスPTSDの発症が有意に高く、また不安神経症やうつの発症も高かったとの報告があります。

　蘇生現場では極めて限られた時間で気管挿管、胸骨圧迫、静脈路確保、超音波検査などが行われます。家族が立ち会うと処置に集中できない、失敗ができないというプレッシャーを感じることもあるので、現実的には、ある程度救急処置が済んだところで入っていただくほうが、医療者側そして家族にとっても安心だと思います。

事例 4

　42歳、男性、ジャズピアニスト。自宅から公演に向かうため自家用車を準備していたところ、エンジンの調子が悪いため、ボンネットを開けて整備をしていた。突然ボンネットが下がってしまい、右示指を挟んでしまった。指は大きく変形し一部骨が出ているようであった。救急車で手の外科で有名な整形外科医のいる救急病院に搬送された。直ちにX線撮影が行われ、受傷した示指を診察した若い整形外科担当医は次のように説明した。

1. 損傷した示指は不全切断であり、骨折だけでなく指の動脈・静脈、神経が損傷していること

2．緊急手術で指を接着する必要があること
　　3．損傷部位の挫滅が高度であり、最悪の場合、動脈・静脈、神経を縫
　　　合できない可能性があり、その場合は示指が虚血になり、指として
　　　機能しなくなるため切断が必要であること
　が矢継ぎ早に伝えられた。患者は自分の演奏家としての将来を悲観し言
葉を失った。また、演奏家としての生命が関わる話をまるで天気予報を伝
えるかのような若い医師の口調に大きな不満を抱くことになった。

5）Buckman の 6 段階法

　救急の現場で家族に対して行うコミュニケーションには余命告知（死の宣告
を含む）に加えて、Bad News Telling があります。この中には単に死の宣告だけ
でなく、重篤な後遺症が残ること、あるいは救命処置中に合併症や明らかな人
為的エラーを起こしてしまうことがあります。救命処置中だから仕方がなかっ
た、言わなくても家族には分からない、説明しなくてもいい、と自分の中の悪
魔が囁くかもしれません。しかし、結局は分かってしまうものです。だからこ
そ最初に正直に家族に話すことが重要となります。

　このような難しい内容の話をする場合も方法論として救急医学学術協会は
Buckman の 6 段階法を提唱しております。

　　1．いいスタートで開始する。　Get off to good start.
　　2．相手がどこまで話を聞いているか確認する。　Find out how much they
　　　know.
　　3．相手はどこまで話を知りたいか確認する。　Find out how much they
　　　want to know.
　　4．情報を共有する。　Share information.
　　5．家族の感情に対応する。　Respond to patient's feelings.

6．治療計画とフォローアップ。Planning and follow-through.

1．いいスタートで開始する。　Get off to good start.
　　重要なお話をする際に先立ち、身なりや環境を整えることは重要です。
　　救急室はしばしば多くの患者の診療のため騒がしい状況ですが、可能な
　　限り静かな環境をつくることが必要です。患者と話をする際は、患者の
　　目線に合わせて目を合わせて話をしなければなりません。もし家族や知
　　人友人が一緒であれば、同席させていいのか、一人がいいか確認しま
　　す。そして医師は自己紹介し、患者第一でお話をします。

2．相手がどこまで話を聞いているか確認する。　Find out how much they
　　know.
　　「病状についてどこまでご存知でしょうか？」というような、オープン
　　エンド、自由に話ができるような質問をします。

3．相手はどこまで話を知りたいか確認する。　Find out how much they
　　want to know.
　　何をどこまで伝えるかは個人や文化的なもので大きく違います。患者本
　　人にどこまで病状について知りたいか確認するのも一つです。あるい
　　は、患者にお話を聞いてもらいたい方が他にいるか聞くのもいいかもし
　　れません。

4．情報を共有する。　Share information.
　　患者の希望に従って知りたい情報を共有します。診断、治療方針、予
　　後、フォローアップについてどのようにするか決定します。情報はでき
　　れば小さく分けて説明したほうがいいです。わかりやすい日本語で説明
　　し、重要なところは強調し、理解の程度を確認します。そして重要なと
　　ころは繰り返し伝えます。

5．患者の感情に対応する。　Respond to patient's feelings.

患者の中にある負の感情を理解します。怒りや絶望、敵意を無視してはいけません。

6．治療計画とフォローアップ。　Planning and follow-through.

改めて、どのような治療方針があるか、予後について説明します。事例4の場合、患者は他院での治療やセカンドオピニオンを希望するかもしれません。その際、手術のタイミングが遅れる可能性もあります。そのような場合のメリット・デメリットも合わせて伝えて、判断しなければなりません。患者は自立した一人の成人であるため、その判断は尊重しなければなりません。

3．余命告知に関する成功事例、新たな取り組みに関する紹介

社会の変化の中で救急医療現場において、余命告知と Bad News Telling に関するさまざまな新しい取り組みがありますので紹介します。

- 危機管理分野におけるリスク・コミュニケーション、クライシス・コミュニケーションの手法が有用である。
- 人々が送るメッセージの 9 割は非言語的なものによる。
- コミュニケーションに際して医師の共感性が重要である。

1）危機管理におけるリスク・コミュニケーションと　クライシス・コミュニケーションのあり方

救急医療の現場におけるコミュニケーションには特殊性があります。救急医療の現場におけるコミュニケーションはリスク・コミュニケーション、そしてクライシス・コミュニケーションと言えます。これらを合わせて危機広報と言われることもあります。リスク・コミュニケーション、そしてクライシス・コ

ミュニケーションは危機管理の一つの分野です（**表4**)[7]。

表4　救急医療の現場におけるクライシス／リスクコミュニケーション

	クライシス・コミュニケーション	リスク・コミュニケーション
いつの話か	起こってしまったこと	起こるかもしれないこと
メッセージ内容	生死、損害・損失	確率、可能性、危険性、安全性
タイミング	事後対応	事前・事後対応
聞き手の心理状態	恐怖	不安

　両者は明確に分かれるものではありません。特に緊急事態には状況や時間軸、対象において両者は一緒になり得ると思います。緊急時のコミュニケーションは下記の通り、非常に難しいものです。そのため、事前に訓練が必要となります。

緊急時のコミュニケーションがなぜ難しいのか？

・そもそもコミュニケーションは難しい
・災害時・緊急時には恐怖・不安がある
・色々な人がいる
・やり直しが効かない
・全て記録されている
・即興性が求められる
・一瞬一瞬が真剣勝負である

だからこそ、
訓練が必要である

事前の準備が
必要である

　実は欧米では災害時や緊急時における危機広報のあり方はある程度方向論が確立されています。

　新興感染症やエボラ感染症等の経験を経て、世界保健機構（World Health Organization: WHO）や米国疾病予防センター Center for Disease Control and

Prevention: CDC）はリスク・クライシスコミュニケーション のあり方を提言しています。CDCのウエブサイトにはクライシスおよび緊急時のリスク・コミュニケーション（Crisis and Emergency Risk Communication）に関する情報が数多く掲載されています[8]。これらの理論を確立したのはCDCのバーバラ・レイノルズ女史です。

その中でもポイントを紹介していきたいと思います。

一番目に、正しく、信頼できる。　Be First. Be Right. Be Credible.
● 共感と思いやり。　Empathy and caring.
● 能力と専門性。　Competence and expertise.
● 正直さと公開制。　Honesty and openness.
● 責任と献身。　Commitment and dedication.
　以上のものを表明して信頼と信用をつくる　Build Trust and Credibility by Expressing:

一番大事な点　Top Tips:
● 一貫したメッセージは重要である。　Consistent messages are vital.
● 過度に安心させてはいけない。　Don't over-reassure.
● 不確実性を認める。　Acknowledge uncertainty.
● 願望を表明する。
　Express wishes.（私はこうあってほしいと思う "I wish I had answers."）
● 答えを探すための過程を説明する。
　Explain the process in place to find answers.
● 人々の恐怖を理解する。　Acknowledge people's fear.
● 人々に行動変容を起こす。　Give people things to do.
● より多くの人々にお願いをする（リスクを共有する）。
　Ask more of people（share risk）.

スポークスパーソンとして　As a Spokesperson:

- 所属する組織の方針を知る。　Know your organization's policies.
- 責任の及ぶ範囲の中で話をする。　Stay within the scope of responsibilities.
- 真実を語り、透明性を保証する。　Tell the truth. Be transparent.
- 組織のあり方を体現する。　Embody your agency's identity.

以下の質問に備える　Prepare to Answer These Questions:

- 私の家族や私は安全でしょうか？　Are my family and I safe?
- 自分や自分の家族を守るために何ができますか？
  What can I do to protect myself and my family?
- 誰がこの場の責任者ですか？　Who is in charge here?
- 何か期待できることはありますか？　What can we expect?
- なぜ今回のことが起こったのですか？　Why did this happen?
- 事前に警告しておりましたか？　Were you forewarned?
- なぜこのような事態を防げなかったのですか？
  Why wasn't this prevented?
- 何か他に悪いことは起こっていますか？　What else can go wrong?
- あなたはいつからこのことについて取り組んでいますか？
  When did you begin working on this?
- この会見はどのような意味があるのですか？
  What does this information mean?

メッセージに忠実に　Stay on Message:

- 重要な点は以下のことを覚えていただくことです。
  "What's important is to remember..."
- 私はその質問にお答えすることはできません。しかし、次のことはお伝えできます。"I can't answer that question, but I can tell you..."
- 忘れる前に、あなたのコメントについて申し上げたいと思います。

"Before I forget, I want to tell your viewers…"

● 今後の見通しについて申し上げたいと思います。

"Let me put that in perspective…"

　あくまでも自然災害やテロ、今回のCOVID-19のような新興感染症、原子力災害のような危機的な状況において、行政機関が行うコミュニケーションの方法論であり、そのまま、日常診療や救急診療の場面で使うことは難しいかと思います。しかし、ここから多くの教訓が得られるのも事実です。国際社会において、リーダーシップの要素の中にリスク・クライシスコミュニケーション能力が必須となっております。他方、2011年の東日本大震災、特に東京電力福島原子力発電所事故において、数多くのリスク・クライシスコミュニケーションの失敗が見られました。なので、上記を実践するのは決して容易ではないと思います。欧米では、組織のトップに対してリーダーシップや危機管理の研修が積極的に行われますが、中でもこのリスク・コミュニケーションやクライシス・コミュニケーションは重要視されております。

　リスク・コミュニケーションやクライシス・コミュニケーションでは形から入ることの重要性も強調されております。われわれが伝えるメッセージの9割は実は非言語的なもの、つまり表情や姿勢、言葉遣い、雰囲気といったもので決まるとされているからです[9]。

　CDC以外にも多くの機関がリスク・コミュニケーションやクライシス・コミュニケーションのあり方を提示しております。

　米国では緊急時指揮調整システム（Incident Command System: ICS）（以下ICSと略）という危機管理のモデルが広く使われております。その中で、リスク・コミュニケーションやクライシス・コミュニケーションといった危機広報を担う役職を広報官（Public Information Officer: PIO）（通称PIO）とし、この広報官向

けのさまざまな研修プログラムが準備されております。米国のこれらの危機広報はクライシス・コミュニケーションの専門家 Vincent Covelli（ビンセント・コベリ）、Peter Sandman（ピーター・サンドマン）氏の理論に準拠します。

　これらの方法論を踏まえ、筆者は救急医療関係者のためのリスク・クライシスコミュニケーションのあり方として 2 つの点を提言したいと思います（**表 5、6**）。

表 5　救急担当医に求められる 3 要素

1．患者・家族を相手にしたコミュニケーションの技量
■ 共感性を示すことができる
■ 人の話に耳を傾ける
■ 人々の関心事に敬意を示す
2．救急疾患の病態・治療に関して知識・経験がある
■ 状況について基本的な質問に回答できる
■ 特殊な内容について、誰に相談すればいいか理解している
3．医師としての信頼
■ 肩書き、経験、名声
■ 信頼される病院や学会

表 6　救急における患者家族とのコミュニケーション 6 つの手順

1．危機を評価する
患者家族にとって危機的状況であることを認識した上で病状を把握する
2．対象者を特定し評価する
患者本人、家族、それ以外の人物にどのような状況で説明するか把握する
3．コミュニケーションの方法を決める
原則、直接面会であるが、電話等もあり得る

（表の続き）

4．メッセージを3つ、つくる
状況、治療、予後
5．メッセージの整合性に留意する
・初期は特に情報が十分でない中で説明しなければならない
6．遅滞なく情報を正直に伝える
本人・家族にはできるだけ早く、かつこまめに伝える

2）救急医療の現場におけるさまざまな取り組みや事例の紹介

　最後に、救急医療の現場における余命告知と Bad News Telling の実例を紹介したいと思います。

3）高齢者医療

　事例 5

　89歳、女性。自宅で息子夫婦と同居中。数日前より食欲が低下し近隣の開業医で点滴を受けていた。以前より急変時の蘇生治療は希望されていなかった。朝なかなか起きてこないため息子が見に行くと布団の中できつそうに呼吸をしていたため、直ちに救急車を要請した。救急隊到着時には心停止となり、胸骨圧迫とマスク換気による心肺蘇生が開始された。AED を装着すると電気ショックは不要との判断で搬送中は心肺蘇生が継続された。

　息子夫婦は遠方の救命救急センターへの搬送を希望し救急隊が電話で問い合わせするも同センター医師から適応がないとのことで、地域の二次救急病院に搬送された。

　搬送後、一旦自己心拍は再開するも意識は戻らず、担当医より蘇生や社会復帰の可能性はほぼゼロであることを伝えられた。息子夫婦はできるだ

けの治療を希望し、人工呼吸器装着で入院となった。患者は翌日死亡された。

◀解説▶

　救急医療の現場ではしばしば、高齢者救急医療における「人生の最終段階の判断」が求められることがあります。残念ながら高齢者の終末期医療では救急医療あるいは集中治療は本人の生命予後にはほとんど役に立ちません。加えて仮に救命できてもいわゆる寝たきりのため非常に高額の費用と手間を要する介護福祉のお世話になります。回復後の質の高い生活を保障するものではありません。他方、高齢者のすべての急病が治療の対象にならないものでもありません。早期の肺炎や大腿骨骨折、尿路感染等は早めの治療により十分に回復し、質の高い生活を送ることができます。

　しかし、心停止といった重篤な疾患では予後は極めて厳しいものとなります。

　多くの人々は、高齢者の心停止が回復の可能性が極めて低いこと、終末期であることを理解しております。最終的には患者の家族も多くの場合受け入れていただけます。他方、高齢者である患者の死を容易に受け入れることができない家族がいるのも事実です。事前に看取りやいわゆるDNAR（Do Not Attempt Resuscitation）の了解や同意が得られたとしても急変時に動揺してしまい、可能な限りの医療を提供することを求めてくることがしばしばあります。非常に難しい問題であり、担当する医療スタッフが誠実に対応して答えを探すしかありません。高齢者の終末期医療は余命告知とBad News Tellingにとって難しい現実の一つであります。

　ちなみに、DNARは，心停止時に心肺蘇生（Cardiopulmonary Resuscitation: CPR）を実施しないことを意味します。

4）終末期医療

事例 6

45歳、男性。白血病に対して 2 度の骨髄移植術を受けるも再発した。3 度目の骨髄移植導入のための化学療法に伴う免疫不全により重症肺炎、呼吸不全、敗血症となり、血液内科病棟の無菌室から集中治療室に移され人工呼吸管理となった。敗血症に伴う多臓器不全で無尿となり人工透析も導入された。あらゆる抗菌薬や昇圧剤を投与するも、敗血症はコントロールできなかった。脳出血を合併し意識レベルは低下していた。徐々に血圧も低下し人工透析を継続することが困難であった。

患者の白血病を長年担当してきた血液内科、そして集中治療室で全身管理を担当する救急科で何度もカンファレンスが行われ、治療方針について検討がなされた。医学的には患者のダメージが大きく、かつ白血病や敗血症が治療抵抗性であること、救命の可能性がほぼゼロに等しいことが確認された。

この状況を踏まえて患者の奥様、ご両親そしてお子さんと面会を行い、今後の治療方針と予後について説明が行われることとなった。

救命救急領域における終末期医療もまた余命告知と Bad News Telling にとって大きな問題です。45歳と若い年齢であれば、家族としては最大限の医療資源を投入しての治療を希望するのは当然です。ただ、白血病という悪性疾患、端的にいえばガン、であり死に至る病であること、そして敗血症もまた非悪性疾患でありますが、終末期の病態であることを考えると、これ以上の侵襲的な治療行為は患者本人にとって負担になるだけです。その結果、治療を差し控える、これ以上追加の治療を行わないという、判断を行うことは自然なことです。日本救急医学会、日本集中治療学会、日本循環器病学会の 3 学会合同により「救急・集中治療における終末期医療に関するガイドライン〜 3 学会からの提言〜」の中では具体的な内容に触れております[10]。

ただし、治療差し控え（英語ではwithdrawという）は主治医と患者家族だけでは決定されないものです。社会的にも倫理的にも大きな決断となるために、その決断の妥当性を担保するためには、主治医個人ではなく病院としての対応が求められますし、医師のみならず、看護師を含めた多職種での検証そして合意形成が必要となります。

　また誤解が多いのですが、治療の差し控えは決して安楽死ではありません。安楽死とは致死性の薬物の服用または投与により、死に至らせる行為です。治療を差し控えるからといって、人工呼吸器からの離脱や気管挿管の抜管、点滴の抜去、薬剤の中止等、直ちに治療をすべて中止し、患者の生命を脅かすことはわが国では行いません。現行の治療を継続、ないしは段階的に調節しながら、患者と家族の最後の時間をできるだけ有意義に過ごせるように全力で対応します。

5）困難な事案　虐待児の対応をめぐって

> 事例7
> 　4歳、女児。自宅の階段から転んで頭をぶつけたため両親が救急車を要請して救急室に搬入された。全身診察で古いアザが多数見られ、口腔内も虫歯だらけであった。頭部CTでは古い頭蓋骨骨折が見られた。虐待を疑い、経過観察目的で入院となった。家族には、怪我が多いため経過観察目的で入院と説明した。担当医より虐待を疑う所見があり、警察と児童相談所に相談する旨を伝えた。両親は説明を聞いて動揺し、涙をためて子どもの心配をした。両親は毎日熱心に病院に見舞いに来ており、病棟の医療スタッフとの関係も良好であった。担当医は人当たりの良い両親を見て、虐待は両親によるものではなく、第三者による暴行を考えざるを得なかった。
> 　後日、警察と児童相談所より、両親の前の子どもが1歳時に肺炎で死亡

していること、近所の聞き込み調査で毎晩泣き声が聞こえ、警察に何度も通報されていることが判明した。両親は直ちに虐待による女児への暴行疑いで逮捕となった。

◀解説▶

　救急医療の場面では、時としてコミュニケーションの相手が加害者・被疑者であることがあります。特に小児虐待の場面では、本来なら子どもを保護する責任のある親が加害者です。そのため虐待対応では、親や家族を疑ってコミュニケーションを取らなければなりません。その際、余命告知と Bad News Telling をどこまで行うか、非常に悩みます。あくまでも第一に優先すべきは患者である子どもです。われわれ医療者はあくまでも診療が第一であり、虐待を疑う場合は、児童相談所に通報します。そして虐待の認定は児童相談所や警察などの公的機関にて行われます。子どもを最優先しながら、中立性と公平性を保ちながら、コミュニケーションを取らなければなりません。

6）術後合併症

事例 8　術後合併症 1

　75 歳、男性。進行食道癌に対して抗がん剤治療による腫瘍縮小を図ったのちに、内視鏡による食道癌切除術と胃管による再建術を行った。手術は問題なく終了し、術後 1 日だけ集中治療室に滞在した後に外科病棟での術後管理となった。

　術後 4 日目より腹痛と発熱を認めた。創部感染または縫合不全を疑い抗生剤投与にて経過を見るも全身状態は改善せず集中治療室に再入室となった。この間、担当医から家族に一度「術後の発熱があり、抗菌薬で様子を見ます」とだけ伝えられた。

　集中治療室入室後の夜間に、血圧が低下しショック状態となった。夜間の緊急造影CT検査にて非閉塞性腸管虚血（Non-Occlusive Mesenteric

Ischemia: NOMI）と診断された。当直医より血圧が低く、手術に耐えられないこと、薬剤等で治療することが再び家族に伝えられた。

　その後集中治療室での全身管理が継続されたが、担当医から家族へほとんど説明の機会がなく、一度だけ「不測の事態でわれわれには責任がありません。手術を含めて決定的な治療法はなく、全身管理で良くなることを期待するだけです」と簡単に説明がなされたのみであった。患者は集中治療室入室 7 日目に死亡した。

　家族は術前の手術の説明の際に、死亡も含めた合併症の件についてきちんと説明がされていなかったこと、集中治療室滞在中に十分説明がなされなかったことを不満とし、医師の説明義務違反による慰謝料請求のため訴訟に踏み切った。

事例 9　術後合併症 2

　75歳、女性。進行食道癌に対して開胸による食道癌切除術と胃管の再建術が行われた。術中経過であるが、腫瘍摘出、胃管作成までは問題なく進んだ。胃管を吻合した直後から胃管の色調が悪くなった。胃管の栄養動脈が急性閉塞した模様でさまざまな方法で改善を試みるも効果がなかった。手術はすでに混乱を極めた。血圧も低下してきたため、手術の継続が不可能となり、応急的処置の後に集中治療室に入室し、人工呼吸器や昇圧剤を用いた全身管理となった。

　患者の家族は病院の事務長であった。主治医は手術中に起こったことを全て説明した。もともと外来や手術前の説明でも主治医と患者・家族の関係は良好で信頼関係が築かれていた。主治医からの説明をじっと聞いていた患者家族である事務長は「よろしくお願いします」と言われた。

　その後、主治医は毎日、外来や手術、病棟管理の忙しい合間に集中治療室を訪れ、担当の患者を診察し、患者家族に説明した。休暇や学会等で不在にする際は必ず代理医師を立てて、その旨を説明した。

　4 ヶ月の集中治療室での懸命な治療にもかかわらず患者は回復するこ

となく死亡した。患者家族である事務長とその兄弟家族は、亡くなったことについては大変残念であったが、手を尽くしてくれたことを心から感謝する、と主治医に伝えた。

◀解説▶

　診療における合併症は一定の確率で起こり得ます。合併症もまた、余命告知とBad News Tellingの大きな問題です。診療に従事する者のみならず、患者さんや家族にとっても、治ると信じていたものが健康を大きく損ねる事態になってしまい、その驚きと怒りは大きいものだと思います。

　事例8と9の違いは明確です。事例9は医師が合併症を起こした後でも、情報を開示したこと、誠実に対応したこと、最後まで治療を継続したことです。他方、事例8は当初から責任回避のためか、誠実な対応や情報開示はきちんと行っておりませんでした。そして取りうる最大の治療もまた行っておりません。その結果、信頼関係は大きく損なわれ、裁判に至ってしまいました。

　多くの場合、患者やその家族は合併症を含めて自分の病状そして運命を最終的には受け入れます。ただ、そのためには医療者と患者家族との真剣なコミュニケーションが必要となります。

7）最後に

　救急医療における余命告知とBad News Tellingについて、自分の体験した症例（ただし個人が特定できないように内容を大幅に変更修正しました）、学会や研究者が提唱する方法論、危機管理におけるリスク・コミュニケーションやクライシス・コミュニケーションのあり方、そして救急現場の事例を紹介させていただきました。

この分野は今後より多くの研究がなされて問題解決し、救急の現場におい
て、医療者と患者家族の理解が少しでも改善する手助けとなることを願ってお
ります。本章が少しでもお役に立てれば大変嬉しく思います。

参考文献

1) Knazik S, Gausche-Hill M, Dietrich A, et al. The Death of a Child in the Emergency Department. Ann Emerg Med. 2003; 42: 519-529.

2) Chumpitazi CE, Rees C, Chumpitazi BP, et al. Creation and Assessment of a Bad news Delivery Simulation Curriculum for Pediatric Emergency Medicine Fellows. Cureus. 2016; 8.

3) 津川友介, 徳田安春. 研修評価・研修医の評価・指導医の評価. 日内会誌. 2009; 98: 3178-3182.

4) SAEM Ethics Committee Ethics in the Trenches: A HERO's GUIDE. Death and Bad news Notification. https://www.saem.org/docs/default-source/education/death-and-Bad news-notification.pdf?sfvrsn=263324fd_0

5) 林　寛之. Step Beyond Resident(第159回)　ER での悲しい出来事(Part 2)　Grieving in ER 悲報の秘法　救急室で急死した患者の家族の正しい対処法(前編). レジデントノート. 2016; 18: 1925-1936.

6) Hobgood CD, Tamayo-Sarver J, Hollar DW, et al. Griev_Ing: Death Notification Skills and Applications for Fourth-Year Medical Students. Teach Learn Med. 2009; 21: 207-219.

7) 永田高志. 原子力災害拠点病院のモデル BCP 及び外部評価等に関する調査及び開発　成果報告書. 令和元年度原子力規制庁　放射線対策委託費(放射線安全規制研究戦略的推進事業費)放射線安全規制研究推進事業. 2020.

8) Crisis & Emergency Risk Communication(CERC). https://emergency.cdc.gov/cerc/

9) Emergency Management Institute. IS-242.B: Effective Communication. https://training.fema.gov/is/courseoverview.aspx?code=IS-242.b

10) 日本集中治療医学会ほか. 救急・集中治療における終末期医療に関するガイドライン～3学会からの提言～. 2014. https://www.jsicm.org/pdf/1guidelines1410.pdf

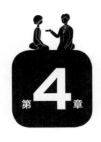

終末期医療における余命告知と Bad News Telling

第4章では、「終末期」という曖昧な概念を含んだ医療の場面における余命告知と Bad News Telling の実際、関連理論について取り上げます。

私自身の自己紹介をしますと、もともと急性期、集中治療を専門とした総合内科医でしたが、現在はいわゆる終末期医療である緩和ケアに従事しています。がん患者が中心ですが、近年は非がんの患者の相談も増えてきています。本稿でも、がんを中心に、適宜非がんのケースも取り上げて説明していきたいと思います。

ほんの数十年前まで、日本においては進行がん＝死を意味していました。家族にのみ病名を伝え、本人には医療者も、家族も必死になって隠す…。そういった光景は特別珍しくなかったようです。

それからがん治療の発展とともに、進行がんであっても治療によって患者の余命が延長するようになってきました。手術治療や化学療法の進歩です。侵襲の大きい手術や、副作用の激しい化学療法を行うにあたり、さすがに本人に病名を隠すわけにはいきません（もちろん、本人に「胃潰瘍です」と伝えて胃がんを手術する、「ビタミン剤です」と言って抗がん剤を投与する、などの症例は私も見たり聞いたりしたことはありますが）。しかし、残念ながら現在の医療でも、進行がんを「完治」させることはできません。必ず治療継続が困難になり、化学療法が無効になる時がやってきます。

さて、ここで「治療が困難であること」を誰かが告げなければなりません。さらに、場合によっては「余命告知」を誰かがする必要もあるかもしれません。

医療現場では、ここ数十年の間に、医学が発展しただけではありません。患者の権利意識は大きく変わりました。患者は病状を知る権利があります。また、治療選択についても医療者と患者間で合意形成が望ましいとされるようになりました。

しかし、終末期の「Bad News Telling」は患者・家族、そして医療者にとって侵襲が非常に大きな行為です。具体的な事例を考えてみましょう。実際にあった症例を一部改変したものです。

ケース① 80代男性 胃がん

胃がん Stage 4 にて A 病院で化学療法を受けていた。徐々に身体機能低下し、A 病院主治医から「今は化学療法を行うと逆に体力が低下してしまいますので、一旦休みましょう、通院も大変なので在宅医療に移行しまし

ょう」として、在宅緩和ケア目的にB診療所に紹介した。その時点でA病院主治医は余命を数週間と予測していたが、患者には伝えなかった。

　B診療所主治医は訪問診療にて症状緩和を図っていたが、患者より「私の余命はどれくらいでしょうか？」と質問があった。数週と予測していることを告げたところ「そんなに短いとは思っていなかった！　まだ数年あると思っていたのに！」と気持ちが落ち込んでしまった。その後患者は死亡したが、遺族より「主治医が余命を伝えたから落ち込んでしまい、余命が結果的に短くなっただけでなく、残った短い時間を苦痛とともに過ごすことになってしまった」と憤り、現在訴訟準備中である。

　ケース②　40代女性
　子宮頸がんStage 4で化学療法中、徐々に身体機能は低下し、化学療法を継続困難と婦人科主治医は外来で判断した。余命は週の単位に差し掛かっていると考えたが、特に余命告知希望はなかったため、伝えなかった。外来受診後1週間で自宅生活困難となり緊急入院、入院後1週間で死亡した。遺族は「余命告知を受けられなかったので、1年は生きられると思って色々計画していたことができなかった。本当はもっと充実した最後が過ごせたはずなのに！」と憤り、訴訟となった。

　さて、いかがでしょうか。良かれと思って余命告知をしたら患者さんを落ち込ませて遺族に訴えられ、かといって余命告知をしなかったらしなかったで、患者さんと遺族に辛い思いをさせてしまう場合もあります。繰り返しますが、このケースは今後医療に携わる私たち皆が経験する可能性があるシチュエーションです。

　同じ終末期の余命告知なのに、どうしてこうなってしまったのでしょうか？そして、どうしたらもっと良いコミュニケーションができたのでしょうか？余命告知はすべきでしょうか？　すべきではないのでしょうか？

　勘のいい皆様だったらお分かりになったかと思いますが、実は「余命告知を

したか否か」は、この問題の本質的な部分ではない、とだけお伝えしておきます。

　皆様が第4章を読み終わる頃に、なんとなくそれが見えてくるようになれば幸いです。
　本稿では上記を踏まえ、以下のように構成しています。

1.　そもそも「終末期医療」でどんな時にトラブルが起こるのか？
　　1）「終末期医療」の定義を考える
　　2）本人・家族が終末期と思っていない時
　　3）医療者が終末期と思っていない時
　　4）予期せぬ急変
　　5）家族が本人への告知を拒む時
　　6）余命予測を大幅に超えて生存した場合
　　7）良い「終末期医療」とは

2.　終末期における「Bad News Telling」はなぜ難しいのか？
　　1）Bad News とは何か？
　　2）医療者要因
　　3）患者要因
　　4）社会的要因

3.　終末期の余命予測は当たるのか？
　　1）そもそも当たらない余命予測
　　2）Illness Trajectory
　　　・ガン編
　　　・非ガン編
　　3）余命予測のためのツール

4． 余命予測は、伝えるべきか？

　　 1）余命予測は、誰のため？

　　 2）余命告知の有無、を論点としないコミュニケーション

　　 3）余命告知の実際

1. そもそも「終末期医療」でどんな時にトラブルが起こるのか？

1）終末期の定義を考える

　今まで当たり前のように「終末期」という言葉を使ってきましたが、では、「終末期」とはそもそも何でしょうか？　例えば、以下のような場合どれが「終末期」でしょうか？

A. 肺がんの60代女性。化学療法を続けてきたが、これ以上継続は難しいと考えられる。本人は「先生、次の抗がん剤はいつでしょうか？」と主治医に質問している。余命はあと数週間と予測されるが、伝えられていない。

B. 悪性リンパ腫の20代男性。治療抵抗性であり、意識障害を呈している。予後は数日と予測されるが、家族は「絶対にあきらめないでください、最後まで戦ってください！」と主治医に詰め寄っている。余命は伝えたが、「そんなこと聞きたくありません」と家族は言われている。

C. 前立腺がんの80代男性。多発骨転移あるが「もう十分生きたから抗がん剤やらせんでいいです。穏やかに最後を過ごしたいです」と言われている。予後は1年程度と泌尿器科医は予測している。

　さて、どれが本当の終末期でしょうか？

　Aは、医学的には数週間の予後であり、化学療法の継続は難しいと判断されていますが、本人は理解していません。

Bは、本人はもう意識はなく、余命は数日ですが、家族にとっては終末期ではありません。医師は「医学的には終末期」と考えているようです。

　Cは、医師からすると、まだまだ「医学的には終末期ではない」のに、本人は終活を始めようとしており、患者は「終末期」と思っているようです。

　こうしてみると、そもそも終末期ってなんだろう、と感じてしまいませんか？

　さらに、平成30年には厚生労働省より「人生の最終段階における医療・ケアの決定プロセスに関するガイドライン[1]」というものが発表されました。終末期だけではなく、「人生の最終段階」という厄介な言葉まで出てきました。

　しかし、「終末期」という言葉をわれわれ医療者が用いる時、どのようなニュアンスで使っているのでしょうか？　また、医療者ではない患者・家族にとっての「終末期」と同じニュアンスなのでしょうか？

　まず、「医学的な意味で終末期に相当する」という言葉の意味から考えていきましょう。結論から言うと、「医学的な終末期」の時期には明確な定義はありません。

　End-of-Life（終末期）が何を意味するかを調べたシステマティックレビューでは、明確な定義がないことが示されました[2, 3]。さらに、End-of-lifeの研究においては、

　患者の余命が数年[4]から数日[5]のものまであります。

　その中で医療現場の中で使われるEnd-of-Lifeとは

　1．疾患により、医学的に不可逆な衰弱をすると予想される期間（生物医学的）

　2．医療保険の制度上、終末期医療が受けられる期間（周囲の状況、医療制度）

という2つの軸を基に使われていると示されました。（以上、Gノート増刊

Vol.5 No.6 終末期を考える　今、わかっていること&医師ができること〜すべての終末期患者と家族に必要な医療・ケア　樋口雅也先生の「終末期とは何か？」の項より引用）

　つまり、「終末期」と医療者が言葉を使う時、イメージしている、患者の死までの期間は皆違う可能性があります。医療者ですらそうですから、患者、家族が「終末期」と聞いた時のイメージが医療者のものと同じである可能性はかなり低いといえるでしょう。

　「終末期」にそもそも定義がないので、「終末期医療」にも当然定義がありません。逆に言うと、医療者にとって「終末期」であっても、患者にとって「終末期」でない、ということもよくあるわけです。例に挙げたAもBも、医療者が「終末期」と思っているだけで、患者・家族は「終末期」とは微塵も思っていません。

　ここが終末期医療の難しいポイントの一つと考えます。そもそも「終末期」に患者がいる、というコンテクストが医療者、患者・家族に共有されていれば、トラブルは起きにくいのかもしれません。医療者が「終末期」の患者に関して思い描く理想の光景は以下のようなものではないでしょうか。

　92歳男性、脳梗塞後遺症で寝たきり全介助。在宅医療を受けている。
　徐々に食事摂取困難となり、家族は「もう年ですからね、辛い治療は何もしないでください」と言い、胃瘻を始めとした経管栄養や高カロリー輸液などは望まず、末梢の皮下輸液のみで経過を診る方針となった。医師より「もう終末期ですからね」と告げられ、家族も「大往生ですよね、先生」と会話があった。家族に見守られる中、すっと息を引き取った。

　これは医療者と家族の「終末期」というコンテクストが一致している際に成

立するコミュニケーションと言えます。しかし、臨床の現場はいつもそういくわけではありません。

また、上記のような光景が正しく、「あきらめの悪い患者、家族」が間違っているわけでは決してありません。そのような医療者の「正しい終末期像」に当てはめようという構図は、患者・家族の反感を買うことが多いように思います。急性期医療の場にありがちな、なんとかして高齢入院患者から「DNAR」を取ろうとする医療者の心理にはこのような背景もあるように感じます。

本稿では、便宜的に「医学的な終末期」を「不可逆的な進行性の疾患を有し、1年以内に患者が死亡しても医療者が驚かない臨床的状況」といたします。医療現場で飛びかう「終末期」に比べて、やや期間が長いかもしれませんが、用語の混乱を防ぐために本稿ではこのようにさせてください。

ちなみに、近年緩和ケアの現場ではAdvance Care Planningの場を患者と持つタイミングとして、「1年以内に患者が死亡しても驚かないか」というSurprise Questionが用いられることが多くなりました。この質問に「驚かない」と医療者が考える場合、Advance Care Planningを行った方がよい、というように用いられます。終末期の臨床状況であれば、患者の多くが自身で意思決定ができないため、Advance Care Planningのタイミングとしては遅すぎること、かといって健康な一般人にAdvance Care Planningを行ってもあまり有効性が認められない、という背景があります。

2）本人、家族が終末期と認識していない場合

この「認識していない」という場合には2種類の状況が考えられます。

1．そもそも予後に関する病状説明があまりされておらず、患者側が楽観的

に病状を捉えていた。

2．医療者は病状が悪いことを何度も説明したが、頑として聞き入れなかった。

　医療の現場においてはどちらも見られます。2．に関しては、多くの場合、患者および家族の中で、「病気」に関する、または病気周囲に関しての強い信念や、感情などが渦巻いていることが多く、予後を説得し受容させようとするコミュニケーションは逆に感情を刺激するだけに終わることが多くあります。

　1．に関しては、医療者、患者側両方に原因があると言っていいでしょう。患者側の事情で言うと、そもそも患者は医療のプロではなく、また病状を楽観視する傾向が多くみられます。海外の研究ですが、完治が難しい、化学療法を受けている進行がん患者の7割程度が、自分が完治困難であることを認識していなかった、というセンセーショナルな論文があります[6]。そもそも、人間は聞きたくないことはあまり聞こえないものなのでしょう。

　また、医療者と患者間で起きる現象として「なれ合い（Collusion）」があります。余命予測に関する、西先生の本で紹介されていますが[7]、「医師と患者がその互いの関係性を崩さないように、緊張感のある意見交換（特にエンド・オブ・ライフの議論）をあえて避け、治療のことばかりを話題にする」ものです。

　私の経験でも、「ずっとそんなこと言ってなかったのに、もう治療ができないと言われた。見捨てられた！」と憤慨するがん患者たちを何人も見てきました。私が緩和ケアに従事し始めたばかりのころは「○○先生、ちゃんと説明してあげないと患者さんがかわいそう」と思っていましたが、今思うと○○先生だけの責任ではなく、そのような「なれ合い」の構図を両者が心地よいと思ってきたことにも原因があると感じています。

3）医療者が終末期と思っていない時

　詳しくは後ほど紹介しますが、そもそも医師の予後予測は正確ではありません。死に近づけば近づくほど予後予測の精度は上がっていきます。しかし、わが国において緩和ケア医以外に予後予測の教育は現時点ではあまり普及していません。ベテランの癌治療医が予後予測をずっと外し続け、状態が悪いにもかかわらず、激務の中で一人一人の全身状態を把握できず、「予期できた急変」を起こし、遺族が怒る現場も珍しくないように思います。

　余命を伝えるか、は置いておいて、医療者の「臨床能力」として予後予測はもっと全ての分野において広まるべきだと私は考えています。

4）予期せぬ急変

　「予期せぬ」というのは難しいですが、交通事故や、原疾患と関係のない疾患による急変は除外します。例えば、化学療法の合併症で、余命1年程度はあると予測された患者が急に死亡したり、余命数ヶ月程度と予測されていた患者が肺塞栓で急死したり、などの状況を想定しています。

　もちろん、進行がんの患者さんにそういったことは珍しくはないのですが、「がんですから、急死は常にありえます」と患者を脅すようなコミュニケーションを普段からするのも現実的ではありません。遺族は深い悲しみを抱き、また、医療者の見落としではないか、と喪失の辛さを医療者への怒りに変えることもあります。もちろん、本当に医療者が見落としをしていなかったか、は常に検証されるべきポイントではありますが。

5）家族が本人への告知を拒む時

　癌に関わっている医療者であれば、必ず「本人には病名を伝えないでください」と言われたことはあるでしょう。また、その亜型として、病名はすでに知

っている本人に対して「余命は伝えないでください」「転移していることは伝えないでください」など、いくつかのパターンがあります。

　私の立場として、患者本人の意思決定能力が認められるのであれば、そもそも本人抜きでこの議論をしている構造自体がやや歪ですし、原則本人に伝えるべきという姿勢ではあります。もちろん、知りたくないという患者さんもいますし、その意思は尊重されるべきです。しかし、この場面で何より重要なのは「なぜあなたは、本人に伝えたくないのですか？」という理由の部分で、この対話なしで病名告知云々の議論はできないと思います。実は、余命告知の話も同様と考えています。

6）医療者の想像を超えて生存した場合

　1章で紹介された事案を再度紹介させてもらいます。

> 　Aさんは5年前に難治性血液がんの成人T細胞白血病（ATL）と診断され、余命1年と告げられました。当時、Aさんは設計企画事務所を経営していましたが、病気を受け入れ、事務所を閉じ、財産を処分しました。幸いなことに、Aさんは5年後も元気に生活していますが、手元の財産がすべてなくなり、生活に困窮する事態となりました。現在、余命告知をした医師を相手に損害賠償請求訴訟の準備をすすめています［「西日本新聞」（朝刊）2018年7月29日、1面］。

　この症例はATLですが、従来はこのような症例は非常に珍しく、したがってこのようなトラブル自体ほとんどの医療者は経験することがないと思われます。

　しかし、最近は癌の世界では免疫チェックポイント阻害薬というイノベーションが起こりました。全容はわかりませんが、今までだったらある程度想像が

ついた余命予測を大幅に上回り、数年生存しているような症例の報告が増加しています。今後はもしかしたら、そのようなトラブルに対応しなければならない局面も出てくるかもしれません。私は今のところ経験はありませんが、緩和ケア医として最新の抗がん剤治療についてもある程度勉強しておこうと思うようになりました。

7）良い「終末期医療」とは？

　一般的に、終末期医療はあらゆる医療の光景の中で、かなり軽く見られてきました。急性期・高度医療や最先端の医療に関する研究こそ王道で、終末期医療はあくまでも、誰でもできる医療。「そんなものそもそも医療ではない」と面と向かって私は言われたことすらあります。しかし、超高齢社会において、終末期医療と高度医療の境が徐々に曖昧になってきています。そもそも最初に述べたように「終末期」という言葉自体が医療者の主観的な要素が大きく、見たくないものを見ないよう「終末期」とレッテルを貼っているようにも見えます。

　トラブルはどんなに真摯に医療に向き合っていても起こります。その上で、ただですらわれわれの心を揺さぶる終末期医療の現場で、われわれが疲弊しないように、トラブルが起きないようマネジメントすることは医療のプロフェッショナルとして当然と考えます。

　決してトラブルが起きない＝良い医療ではありませんが、そもそも、良い「終末期医療」とはなんでしょうか？　あえて終末期医療の望ましい姿を筆者から提案してみます。

　「患者、患者家族と医療者（医師のみならず）が良い知らせも悪い知らせも共有し、病状を認識した上で、医療者から本人の価値観に沿った医療およびケ

アを提案し、3者ともに後悔しない道をともに探っていく」

　これが達成されたら、少なくとも医療者側の問題で終末期にトラブルが起こることはかなり少なくなるのではないでしょうか。しかし、この光景はなぜ達成しにくいのでしょうか。

　私の意見ですが、医学的な予後予測の難しさおよび、老年内科的知識の欠如の問題と、コミュニケーションの難しさに分かれると言えるでしょう。それぞれについて考察していきたいと思います。

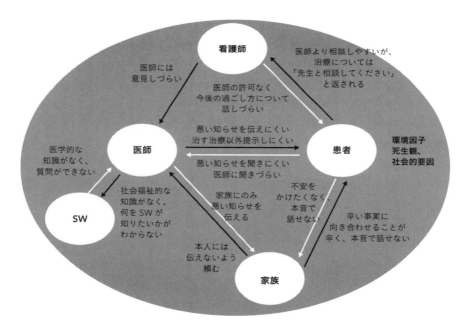

図1　患者と医療者、家族とのBad News に関わる状況

2．終末期における「Bad News Telling」はなぜ難しいのか？

1）Bad News とは何か？

　本稿では「Bad News」の定義としてBuckman Rが述べたように[8]「患者の将来への見通しを根底から否定的に変えてしまうもの」とします。そのようなBad Newsの代表として「予後告知」「余命告知」「病名告知」が終末期医療の中では代表的です。

　病名告知は言うまでもなく、患者の診断名を告げることです。もちろん、「急性虫垂炎」や「大腿骨頸部骨折」のような病気を伝えることも病名告知といえば言えますが、一般に医療の現場で「病名告知」というときは、ほぼ間違いなく悪性腫瘍のことが大半でしょう（治らない疾患、という意味では膠原病や、間質性肺炎なども同じような気がするのですが）。「余命告知」と「予後告知」は区別つかない方も多いかもしれません。「予後」は「余命」を含んだ、疾患を抱えた患者に今後起こりうる経過と結末を包括した言葉で、「予後告知」の中に「余命告知」が含まれています。例えば、「この疾患は治ることはありません。急な変化もあります。時期はわかりません」といった場合、「予後告知」はしたが「余命告知」はしていない、ということになります。

　なぜ「Bad News」を伝えるのが難しいのか、その構図について医療者要因、患者要因、社会的要因の3つに分けて考察します。

2）医療者要因

　医療者が「Bad News」を患者に伝えにくい原因として、以下の9つが指摘されています[9]。

①患者に苦痛をもたらすことへの恐れ

②悪い知らせを聞いた患者への共感による心理的苦痛

③非難されるのではないかとの恐れ

　・悪い知らせを伝えた人への非難

　・治療が失敗したのではないかと思われることへの恐れ

　・医療訴訟への恐れ

④教えられていないこと（治らない患者とのコミュニケーション、予後予測等の老年内科知識）に対する恐れ

⑤患者を感情的に反応させるのではないかとの恐れ

⑥「わかりません」ということの恐れ

⑦感情を表現することに対する恐れ

⑧自分自身の病気や死への恐れ

⑨臨床現場での階級に対する恐れ（上級医の方針に逆らえない等）

　上記を見ると、終末期の患者に対するコミュニケーションは、「治すこと」を至上命題とした医療者にとって、非常に困難だということがわかります。

　特にわが国の場合、治療医と患者の間に主治医―患者という強固な関係性が築かれていることが多くあります。それまで疾患進行を遅らせるために治療をしてきたのに、もうこれ以上治療できない…といったような Bad News を伝えることが、今までの関係性を壊してしまうと感じている医師はとても多いと思います。

　また、病院であればビジネスモデルによる構造的な問題もあります。文献10によれば、病院のビジネスモデルは 2 つが混在しており、本来であれば分離した方が効率的である、としています。

● ソリューションシップ型ビジネス

　問題を診断し、解決策を提示する。

● 価値付加プロセス型ビジネス

　確定診断のついた問題を比較的標準化された手順で治療する。

　例えば、大腸がん初期と診断がついて手術をする際には、高度な技術と、標準化された病院内のオペレーションが必要です。これは価値付加プロセス型ビジネスです。いわば、臓器別専門医が輝くフィールドでしょう。

　しかし、例えば大腸がん終末期患者であれば、この臓器を治療すれば全てが回復し、社会復帰できる、などといった目標設定自体が困難です。高齢患者が必然的に多く、多疾患併存および社会的な問題を抱えていることが大半です。重要なことは、患者自身も、今何が問題なのか、何を解決すべきかわからない状況である、ということです。

　現在のわが国の総合病院では、一人の医師が両方を担っています（緩和ケア医は本当に少ないんです！）。しかし、日本の医学教育は臓器別専門医志向が強く、価値付加プロセス型ビジネスに強い医師を教育してきた背景があります。当然ですが、臓器別専門医は診断がついた「疾患」には強いですが、「何が問題なのか」を考えるところから始まる、ソリューションシップ型のビジネスには強くありません。ソリューションシップ型のビジネスで重要なことは、「課題発見力」です。

　慢性疾患の進行期や、高齢者、がん末期患者は、急性期医療や、専門医による高度医療による症状の可逆性が、どんどん低下していきます。また、身体機能が低下し、医療以外の介護の問題や、働けないことによる経済的な問題など、複雑な問題が絡みあっています。医療だけ提供しても、患者のケアにはならないのが、終末期医療と言えます。ですから、まず「そもそも何が現在問題なのか」を考える課題発見力が問われており、価値付加プロセス型の視点ではそもそも問題が解決できません。

また、単独主治医のみが患者に病状を説明するという構造も、主治医に心理的な負担を大きくかけ、悪い知らせを伝えにくくしていると考えられます。

表 1　単独主治医制と複数主治医／グループ診療制の比較

	単独主治医制	複数主治医／グループ診療制
診療スタイル	自由裁量	チーム内での Peer Review
労働時間	勤務時間＋オンコール（24時間／365日縛り）	担当時間のみ
責任の所在	主治医	上席医師や主担当、時に曖昧
患者満足度	低い〜高い	低い〜普通
質・安全	独善的・閉鎖的、医師の実力に左右	可視化・チェック機構、標準的
効率性	スピード早い、繁忙により停滞	カンファレンス必要、作業が重複

http://www.igaku-shoin.co.jp/paperDetail.do?id=PA03260_01 より引用

　わが国では単独主治医制こそが重要だという価値観が医師側に根強くあり、一人にかかる心理的負担は大きく、さらに非常に多忙となるため、なかなか外来等でBad Newsをゆっくり話すことが難しい現状があります。近年、医師の労働環境の改善の取り組みの中で、複数主治医制は推奨されるようになってきましたが、まだまだ十分広まっていないのが実情と考えられます。

　まとめますと、医療者が悪い知らせを伝えにくいのは、伝える際の心理的な負担だけが原因ではなく、そもそも終末期医療におけるコミュニケーションへの苦手意識、主治医と医師のみの間で完結してしまう強固な主治医制にも大きな要因があると考えます。

3）患者側の要因

　患者側の要因は疾患にもよりますが、そもそも、人間は知りたくないものに

関してはなかなか伝わりにくいという心理的な背景もあります。治癒が不可能な化学療法中のがん患者の70 〜 80%は治癒が不可能であることを理解していないという報告もあります[11]。

　また、一般市民の医療、健康問題に対するリテラシーについても無視するわけにはいけません。病気＝悪、治すべきもの、という価値観がいつの間にか医療者と患者の中で共有され、病院にいけばさまざまな問題が全て解決すると思っていた、と言われる方も珍しくありません。

　また、医師、医療者への依存が強いことも場合によっては大きな弊害となります。多くの患者さんが終末期において「信頼できる主治医がいる」ことを重要と考えています。しかし、終末期において医師は、治療期ほど患者の役に立ちません。そして多くの治療医が、残念ながら終末期のベストなケアを提示する能力は、まだ持ち合わせていないのです。

　ある意味、本当のことを言いたくない医療者と本当のことを聞きたくない患者は、共依存の関係に陥っているように見えます。前章で挙げた「なれ合い」ですね。Bad News Telling にまつわるトラブルを聞くと、もちろん医療者のコミュニケーションに難があると感じることは多いですが、そもそも有限である自身の命を、医療者に完全に責任を負わせるような論調は、誰も幸せにしないのではないか、と感じることもあります。

4） 社会的要因

　Buckman R は悪い知らせを伝えにくくする社会的要因として、社会全体が「健康・病気でない」状況を価値があるとみなしているために、悪い知らせは患者に社会の主流から外れつつあり、社会的な価値を喪失していることに向き合わせてしまう、と指摘しています[8]。

本邦においてもその通りだと思うのですが、筆者は日本独自の価値観、宗教観も大きく関与があると思っています。

　わが国にはもともと死を忌避する、「穢れ」の信仰があると言われています。よく、葬式や通夜から帰ってくると、家に入る前に頭から塩をかける人がいますが、これは典型的な穢れ信仰の現れであり、仏教、神道が確立される前からの日本古来の宗教観といえます。そして穢れが強くなるのは、死者が怨念を持って死んだ場合と考えられています。古来から日本人にとって理想的な死は「怨念を残さずに死んでいくこと」と言えますが、これは完全に他者視点です。

　つまり、本人告知を望まない家族の背景には「知らないまま死んでいく方が、この世に未練を残さずに死んでいけるような気がする」という、無意識な宗教観に基づく心理があるのかもしれません。日本人にとっての「死」は常に他人事であり、患者自身の死について家族を交えて議論することはややハードルが高い印象があります。

　さらに、わが国においては死自体を口にしたり、悪い予測を口にしたりするとそれが叶ってしまう、「言霊」の信仰が根強く残っているとされています。「もしも自分が死ぬようなことがあったら」と考えること自体が、「縁起でもない」と避けられる文化的土壌はあるようです。

3．終末期の余命予測は当たるのか？

1）そもそも当たらない余命予測

　終末期医療において、患者の現在から死までの期間、どのようにサポートしていくか考えるうえで、余命予測は（伝えるかどうかは置いておいて）重要で

す。しかし、そもそも余命予測は可能なのでしょうか？

　答えは、「はい」であり「いいえ」です。

　なぜなら、残り時間があればあるほど余命予測は難しくなり、残り時間が短くなればなるほど余命予測は簡単になります。極端に言うと、下顎呼吸している患者さんの余命は誰でも数時間〜１日と予測できます。しかし、まだ食事摂取して通院している進行がん患者さんの正確な余命予測は非常に難しいのです。患者さんに余命を聞かれて、うやむやにして答えない先生も多いようですが、あながち間違っているわけではありません。私が患者さんから聞いた話で、患者さんが主治医に「私の命はあとどれくらいでしょうか」と尋ねたところ、「そんなことは誰にも分からない。何年も生きる人もいれば、数日で急に死んだり、そもそも明日交通事故で死ぬかもしれないんだから」と、あまり役立たないコメントをされた、ということもありました。

　後述しますが、ガン、非ガンともにある程度余命予測は可能です。ガンに関しては各種がんの診療ガイドラインなどで，がん種や組織型，病期に応じた「５年生存率」「生存期間中央値」などの統計学的なデータを参照することはできます。しかし、目の前の患者の予後予測には必ずしも当てはめることはできません。それまでの臨床的な経過や血液検査のデータ、画像における腫瘍の増大の速度、主治医の経験、直観などを総合して余命は予測されます。では、そもそも治療医の余命予測の精度はどれくらいなのでしょうか？

　ガンに関してですが、進行がん患者の余命予測の精度について、医師は患者の予後を実際よりも長く見積もりやすい傾向がある，という結果が出ているのです[11]。同時に、医師の予測は患者の実際の生存期間と相関関係があり、実際の生存期間が短いほど、より正確になる傾向があることがわかっています。つまり，医師は，「わからない」とさじを投げる必要はなく、自分の経験とデー

タに基づいた余命予測を行い、それよりも短いことが多いと理解した上で患者とコミュニケーションした方がよい、と考えられます。

　以上はガンの話でした。どうしてガンとそれ以外を分けるのかというと、ガンと非ガンでは死に至るまでの病の軌跡（Illness Trajectory と言います）が異なるからです。これから Illness Trajectory について解説します。

2）Illness Trajectory　～ガン編～

　ガンの Illness Trajectory は、非ガンに比べるとシンプルです。特徴は「ADLが長く保たれるが、低下し始めると死が近い」ということです。「亡くなる前日まで話していた」「亡くなる 1 ヶ月前まで自宅で普通に生活していたのに！」ということはガンでは珍しくありません。この点が、場合によっては緩和ケアの導入を遅らせる原因の一つと言えるかもしれません。

　私が患者さんや、緩和医療従事者以外の医療スタッフに対してよく使う言い回しとして、「亡くなる数ヶ月前までは身体機能は保たれます（抗がん剤の化学療法は除いて）。しかし、徐々に月単位で身体機能の低下が見られ始め、次に週の単位での身体機能低下が始まります。例えば、1 週間前までは階段を昇れていたのに、上れなくなった、1 週間前までは食事を摂れていたのに、今は半分も食べられない、などです。この頃になると急に体力の落ち込みに驚かれる患者さん、家族が大半です。そして、死が近くなる頃には、日の単位で変化が起こるようになり、最終的に亡くなります」といった言葉を用います。

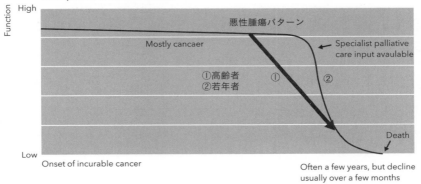

Short period of evident decline

Murray ST, Illness trajectories and palliative care. 2005; 330: 1007-1011. をもとに作成

図3　ガンの Illness Trajectory

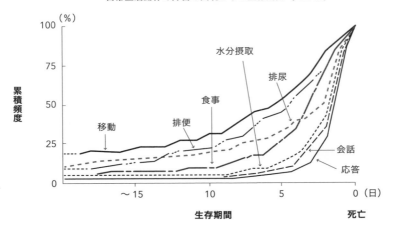

日常生活動作の障害の出現からの生存期間（206 例）

恒藤　暁. 最新緩和医療学. 最新医学社：1999；p.19. をもとに作成

図4　ガン末期の日常生活動作の障害の出現からの生存期間

さらに、今の予後予測はガンの自然経過以外のイベントが起きなければ、という前提であり、肺塞栓症や病的骨折、感染症などの合併があれば、話は違ってきます。また、喉頭がんや舌癌などの、頭頸部の悪性腫瘍は頸動脈浸潤や窒息などにより、ある日突然死亡することも珍しくありません。

　とはいっても、全く想像もつかなかった経過をたどる、ということはまずありません。今後免疫チェックポイント阻害薬が医療の現場を変えるかもしれませんが、現時点ではある程度余命を予測することは可能です。現在の患者の経過を診て、Illness Trajectoryのどこにいるのかを判断しましょう。どちらかというと、正確に余命予測をするというより、大きく外さないことが重要です。医療者自体も余命予測を大きく外した場合、患者、家族とのコミュニケーションがやや難しくなるかもしれません。

3）Illness Trajectory　〜非ガン編〜

　それに対して、非ガンはどうでしょうか？
　非ガンは、慢性疾患パターン、認知症・老衰パターンに分かれます。慢性疾患パターンで代表的なものは慢性心不全、COPD等が挙げられます。

　特徴は、慢性的に進行し、体力の低下はゆっくりですが、急性増悪を起こして一気に低下、治療により回復するものの完全に元通りにはならず、を繰り返しているうちに、ある時の急性増悪でそのまま亡くなってしまうことが大半です。そして、どのタイミングで死に至るのかは予測が難しいところです。

　また、認知症・老衰はまた違った経過です。①突然死パターン、②急性疾患パターン、③老衰自然死パターンに分けられます。ちなみに、このパターン分類は、死亡後に後ろ向きで検証されるものであり、事前の予測は困難です。どの経過もありうることを前提に余命予測を何パターンかに分けて考えておく必

要があります。

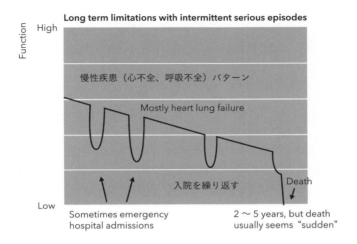

Long term limitations with intermittent serious episodes

Function

High

慢性疾患（心不全、呼吸不全）パターン

Mostly heart lung failure

入院を繰り返す

Death

Low

Sometimes emergency
hospital admissions

2 〜 5 years, but death
usually seems "sudden"

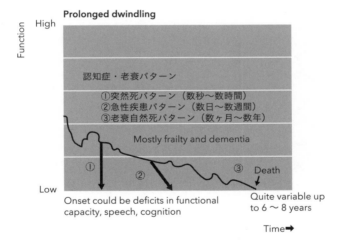

Prolonged dwindling

Function

High

認知症・老衰パターン
①突然死パターン（数秒〜数時間）
②急性疾患パターン（数日〜数週間）
③老衰自然死パターン（数ヶ月〜数年）

Mostly frailty and dementia

① ② ③ Death

Low

Onset could be deficits in functional
capacity, speech, cognition

Quite variable up
to 6 〜 8 years

Time➡

Murray ST, Illness trajectories and palliative care. 2005; 330: 1007-1011. をもとに作成

図5　非がんの Illness Trajectory

4）余命予測のためのツール

　がん患者の生命予後を予測するツールはいくつか開発されています。医師の主観を入れず、客観的指標（経口摂取の低下、安静時呼吸困難、浮腫、せん妄）のみで予測するものが、Palliative Prognostic Index（PPI）です[12]。また、Palliative Prognostic Score（PaPS）というものもあります[13]。ちなみに私は、近年開発されたPiPsモデルを最も使っています。これは採血を要するBモデルと、不要なAモデルがあり、専用Webで入力することで「日単位」（14日以下）、「週単位」（15日から55日）、「月単位」（56日以上）の予後が算出されます[14]（http://www.pips.sgul.ac.uk/index.htm）。

　この余命予測のツールを使う意味はいくつかありますが、医師の主観をなるべく排除し余命予測をすることが最大の利点でしょうか。どうしても、患者と面と向かっている医療者は、前述のように余命を長く見積もってしまう傾向がありますので。

　その他、非ガンの余命予測ツールとして、慢性心不全では年単位の予測ツールとして The Seattle Heart Failure Model[15] や The Heart Failure Risk Calculator[16] が使用でき，30日あるいは1年の予後予測ツールとして EFFECT Heart Failure Mortality Prediction[17] があります．いずれもインターネット上で使用することができますが、精度は高くありません。慢性心不全の余命予測に、どのような因子が影響を与えるのか示唆に富んでいるため、一度使ってみることをお勧めはします。

4．余命予測は、伝えるべきか

1）余命告知は誰のため？

　今まで、なぜ余命告知を始めとしたBad News Tellingは難しいのか、そして
そもそも余命予測は可能なのか、を検証してきました。

　余命予測をなんとか医師として考えて仮説を立てたうえで、今度はそれを伝
えるかどうかという課題があります。ようやく本稿の最初に戻ってきました。
余命予測の後の、余命告知ですね。

　でも、そもそも余命予測は誰のために行うのでしょうか？　また、何のため
に行うのでしょうか？
　「患者にはありのままを伝えるべきだ！　事実を伝えるべきだ！」という声
もあるでしょう。
　「終末期の患者にありのままを伝えるのは残酷だ。診断は伝えても、脅すよ
うな予後を伝えるべきでない」という声も一定数あります。

　どちらが正しいか、と言われると、どちらも正しいかもしれませんし、どち
らも間違っているかもしれません。なぜなら、これは何をもって「正しい」と
なすか、が不明瞭な問いだからです。

　最初に取り上げたように、余命告知をしたために揉めたケース、しなかった
ために揉めたケース、両方あります。しかし、それは本当に余命告知の有無が
問題だったのか、考える必要があります。もちろん、表面的には余命告知の有
無が論点になるでしょう。しかしもっと掘り下げて考えてみましょう。

　言った、言わなかった、という点でトラブルを防ぐ目的であれば、余命を全

例伝える、というやり方は一つかもしれません。しかし、それは患者の Readiness（心の準備状態）によっては非常に侵襲的で、ある意味「死刑宣告」をしているようなものと捉えられてもおかしくありません。

　患者本人に余命を隠し続け、患者が最後まで希望を抱いて死んでいく（と家族と医療者が思い込むことがある）、「死人に口なし作戦」は、上手くいけば患者は最後まで騙され続け、余命がほとんど無いという絶望が少なく死んでいけるかもしれませんね。しかし、現代社会でこんなにうまくいくことはなかなかありません。高度認知症患者さんでなければ、どんどん低下していく自分の体調変化とともに、自分に残された時間が短くなりつつあることを文字通り自分の体で知ります。その時、ふと目をそらすようになった医療者や家族の態度を、このような患者さんは見逃しません。疑心暗鬼になってしまうことも珍しくありません。医療者、家族の期待は大きく外れ、そのころにはもう関係性修復困難になっていることも珍しくありません。

　そう、余命予測に関わる登場人物、患者、家族、医療者、全てが満足する道を、選択肢ベースで考えて提示することは難しいのです。なぜなら、何を考えるべきかが考えられていないからです。**2** で書いた、課題発見力がここで必要となります。

2）余命告知の有無、を論点としないコミュニケーション

　結論から言うと、余命告知の有無は「エンド・オブ・ライフ・ディスカッション」の中の一つとして語られるべきだと思います。

　余命告知を行うかどうか、それは患者にとって必要であるかどうかを見極めて伝え、明らかに不要であれば必ずしも伝えなくてもいいでしょう（そもそも不正確なんだし）。

エンド・オブ・ライフ・ディスカッションこそ、課題発見力が問われる、まさに答えのない議論です。患者の数だけ議論の種類はあるといってもいいです。

　そして、エンド・オブ・ライフ・ディスカッションの実際について、しばしば医療者が誤解することを一つお伝えします。それは、「患者は自分が死を前に考えた時、欲しい情報を、自分で言語化して医療者に伝えることができる」という大きな誤解です。

　当たり前ですが、全ての患者さんは、人生で初めての死に直面しています。生きている人は、誰も死んだことがないのです。しいて言えば、医療者は数多くの死んでいった人と交流したことはあるでしょう。しかし、誰も死んだことはないのです。

　あえて言えば、患者は、死という大きな壁の前で立ち尽くしています。そこで絶句していることが大半です。さらに、絶句の後、力を振り絞って前を向こうとしたり、人によってはもう前を向くことができないまま最後を迎える人もたくさんいます。どれが正しい、ということはありません。

　われわれは死に直面している人の心境を、真の意味では理解できないでしょう。その中で、余命がどれくらいあるのか直面化させるのがよいのか、それとも自然に、任せるのがよいのか、誰にもわかりません。患者にもわからないのです。

　答えがないときは、どうしたら答えに近づけるかを考えましょう。そもそも何を考えるべきでしょうか?

　非常に悩ましいのですが、多くの患者さんの場合、1で挙げた「患者、患者家族と医療者(医師のみならず)が良い知らせも悪い知らせも共有し、病状を認識した上で、医療者から本人の価値観に沿った医療およびケアを提案し、

3者ともになるべく後悔が少ない道をともに探っていく」というのをひとまずの「課題」と設定することがうまくいくことが多いように思います。「3者ともなるべく後悔が少ない」という点がミソです。人が亡くなるわけですから、後悔がないわけがありません。しかし、後遺症が残るような大きな後悔を避けるようにしましょう。そのためには、患者、家族、それぞれの価値観を拾い上げることが大事です。対話の前に、まず相手の分析が最重要です。相手の性格、価値観、Readiness、取り巻く人間関係、以上を見ていつ、誰に、どんな内容を伝えるか熟慮しましょう。そのうえで、余命告知が有効であると考えたら、伝えてみましょう。

3）余命告知の実際

　冒頭に挙げた1つ目のケースについて、緩和ケア医としてどうアプローチするか、例を書いてみました。このやり方が正しいというわけではありませんが、本稿を通じて伝えてきたエッセンスをちりばめています。

・ケース①　80代男性　胃がん

　胃がんStage 4でA病院にて化学療法を受けていた。徐々に身体機能低下し、A病院主治医から「今は化学療法を行うと逆に体力が低下してしまいますので、一旦休みましょう、通院も大変なので在宅医療に移行しましょう」として、在宅緩和ケア目的にB診療所に紹介した。その時点でA病院主治医は余命を数週間と予測していたが、患者には伝えなかった。

　B診療所主治医は訪問診療にて症状緩和を図っていたが、患者より「私の余命はどれくらいでしょうか？」と質問があった。家族は同席していなかった。

　B医師は数週と予測していたが、いきなり患者にそれを回答せず、以下のように返答した。

B医師	「私の経験と、前医での採血の結果から、私の予測を伝えることはできます。しかし、これはとても大事な情報で、さらに、必ずしも当たるわけではありません。できればどうして余命を知りたいと思ったのか、その理由を聞かせてもらえませんか?」
患者	「私には、精算しなければいけない不動産のことがあるし、まだまだ家族のために金を残してやりたいから、動き回ってしたいことがある。化学療法を一旦休めば、また体力が復活すると前の医者から言われているし、今は我慢の時だ。そのうえで、余命があと何年あるか知っておけば、今後の計画を立てることができると思ってな」
B医師	「なるほど。ご家族のためにまだまだしたいことがあるから、余命を知ってそこから計画を立てたい、というお気持ちなんですね。ちなみに、ご家族にはそのような気持ちはお伝えされていますか?」
患者	「家族にはあまり話してないよ。心配かけたくないからねえ」
B医師	「わかりました。とても大事な話なので、私としてはもしお伝えするとすれば、ご家族と同席の上でお話ししたいと思っています。日を改めさせてもらえませんか?」
患者	「…先生、もしかして、数年もないってことかね?」
B医師	「(目を見つめて)もし、そのような悪い知らせだったら、全てを知りたいと思いますか?」
患者	「…。(考え込んで)わからない…。知りたくないかもしれない。私は強がってるけど、あまり本当は気が強くない方だからね…」
B医師	「わかりました。またお気持ちが決まったら教えてください」

　1週間後、改めてB医師は自宅を訪問した。患者診察前に、娘に呼び止められた。

娘	「先生、本人が先日、余命を聞くかどうか悩んでいる、と私たちに言ってきました。本人には伝えないでもらえませんか?」
B医師	「そのような話があったのですね。ちなみに、前の先生からはどの

ように伝えられていますか？」

娘　「今まで一度も余命の話はされたことはありませんが、徐々に衰弱しているのを見て、明らかに長くないことはわかります（涙を流している）。父は本当に気が弱くて、でも心配かけたくなくていつも強く振る舞うんです。それを見て私たちも辛くて」

B医師　「ご本人と前回話し、本人は知りたい気持ちと知りたくない気持ちの真ん中で揺れているように思いました。でも、家族のために残った時間で何をできるか、というのを考える中で、余命がどれくらいかを知りたい、と私に告げたようです。もし、どうしても知りたい、というのであれば、私は包み隠さず本人に伝えるべきではないかと思います。ただ、皆様が、お父さんのことをよく知ったうえで、言ったら落ち込むと思っていることも正しいのだと思います。まず、本人ともう一度、悪い知らせを本当に聞きたいかどうか、確認してからではいかがでしょうか？」

娘　「…確かに、本人の人生ですからね。でも、父の希望を奪いたくはないのです」

B医師　「お父さんの希望を奪いたくない、というお気持ちはよくわかりました。余命を伝える話が、希望を必ずしも奪うかどうかは、実はわかりません。伝えなかったために、本当はしたかったことを後回しにしてできないまま死を迎える、ということもありえます。私自身も、そういった意味で伝えた方がいいのか、毎回悩むのです」

娘　「わかりました。父と一緒に私もお話を聞きます」

本人、娘と改めてお話をした。

患者　「先生と前回話してから、色々考えたよ。冷静に考えて、こんなに体調が悪いんだから、あまり長くないかな、と思ってはいた。自分の人生だから、最後まで自分のことは自分で全部知っておきたい。自分の人生は全部自分で計画・実行してきた。最後だけ人任せ、と

いうのはやはり嫌だね」

B医師「わかりました。ちなみに、ご自身として余命はどれくらいと感じてらっしゃるのですか？」

患者「3ヶ月もないんじゃないかな、先週より今日の方が体調悪いもんな」

B医師「私の意見では、断言はできませんが、3ヶ月より短い可能性が高いと思っています」

患者「…そうか。それだったら、今からできることをしておかなければならないな」

B医師「もっといいお知らせができたら、と思うんですが…。ただ、○○さんに、あまり嘘をつきたくはないと思いまして」

患者「ありがとう。これで踏ん切りがついたよ。聞いてよかった」

4週後に患者は死亡した。告知直後は患者も気持ちは落ち込んでいたが、すぐに気を取り直し、遺書の作成や、財産の整理の指示などを速やかに出し、遠方の家族にも連絡を取り、皆と対話を重ねた。家族からは「混乱もありましたが、悔いは少なかったのではないでしょうか」と声をかけられた。

毎回こんなにうまくいくわけではなく、患者の数だけバリエーションがあります。余命予測を伝えるかどうか、毎回真摯に迷いましょう。そして、一人で迷わず、できれば本人、家族を巻き込みましょう。なぜなら、死を前にしているのはその人たちなのですから。患者たちが本当の意味で、死と向き合う準備ができた、と医療者の方を向いた時に初めて余命告知をしてはいかがでしょうか。

参考文献

1) 厚生労働省. 人生の最終段階における医療・ケアの 決定プロセスに関するガイドライン. 改訂 平成30年3月. 2018.

2) Hui D, et al. Concepts and Definitions for 'Actively Dying,' 'End of Life,' 'Terminally Ill,' 'Terminal Care,' and 'Transition of Care': A Systematic Review. J. Pain Symptom Manage. 2014; 47: 77–89.

3) NIH State-of-the-Science Conference Statement on improving end-of-life care. NIH Consens. State Sci. Statements. 2004; 21: 1–26.

4) Vogel N, et al. Time-to-death-related change in positive and negative affect among older adults approaching the end of life. Psychol Aging. 2013; 28: 128–141.

5) Raijmakers NJH, et al. Variation in medication use in cancer patients at the end of life: a cross-sectional analysis. Support. Care Cancer Off. J. Multinatl. Assoc. Support. Care Cancer. 2013; 21: 1003–1011.

6) Weeks JC, et al. Patients' Expectations about effects of chemotherapy for advanced cancer. N Engl J Med. 2012; 367: 1616-1625.

7) 西智　弘. 「残された時間」を告げるとき. 青海社：2017.

8) Buckman R. Breaking bad news: why is it still so difficult? Br Med J (Clin Res Ed). 1984; 288: 1597–1599.

9) Buckman R（著）, 恒藤　暁（訳）. 真実を伝える. 診断と治療社：2000.

10) クレイトン・M・クリステンセン（著）, 山本雄士（訳）. 医療イノベーションの本質. 碩学舎：2015.

11) Glare P, et al. A systematic review of physicians, survival predictions in terminally ill cancer patients. BMJ. 2003; 327: 195.

12) Morita T, et al. The Palliative Prognostic Index: a scoring system for survival prediction of terminally ill cancer patients. Support Care Cancer. 1999; 7: 128-133.

13) Glare PA, et al. Diagnostic accuracy of the palliative prognostic score in hospitalized patients with advanced cancer. J Clin Oncol. 2004; 22: 4823-4828.

14) Gwilliam B, et al. Development of Prognosis in Palliative care Study (PiPS) predictor models to improve prognostication in advanced cancer: prospective cohort study. BMJ Support Palliat Care. 2015; 5: 390-938.

15) https://depts.washington.edu/shfm/

16) http://www.heartfailurerisk.org/

17) http://www.ccort.ca/Research/CHFRiskModel.html

索引

萩原明人 (はぎはら あきひと)

国立循環器病研究センター　予防医学・疫学情報部　客員部長

医学博士、MPH。東北大学卒業後、企業勤務を経て大阪大学大学院医学系研究科、ミシガン大学公衆衛生大学院を修了。フロリダ州立大学人口問題研究所を経て、1996年九州大学医学系研究科助手。1999年九州大学医学系研究科助教授、2006年九州大学医学研究院教授、2019年九州大学名誉教授。日本ヘルスコミュニケーション学会の設立、運営に関わっている。専門は医療コミュニケーション学、社会疫学。

菊川　誠 (きくかわ まこと)

九州大学大学院医学研究院　医学教育学講座　講師

1997年鹿児島大学卒業。地域の病院、離島診療所および大学病院にて総合診療医として診療・教育に従事した後、現在は九州大学で、卒前のコミュニケーションや基本的診療能力の教育に従事している。

金澤剛志 (かなざわ たけし)

九州大学大学院医学研究院　医学教育学講座

2010年北海道大学医学部医学科卒業。2011年大船中央病院臨床研修医。2013年健和会大手町病院総合診療科後期研修医。2015年同感染症科フェロー。2017年九州大学大学院医学系学府医学教育学講座博士課程。2019年MEDC FFellow。2020年健和会大手町病院総合診療科／感染症科／臨床研修副委員長。医学教育、特にコミュニケーション教育に強い興味をもっている。

永田高志 (ながた たかし)

九州大学大学院医学研究院　先端医療医学講座　災害救急医学分野　助教

1997年九州大学医学部卒業、以後一般病院で救急医学を研鑽。2004〜06年ハーバード大学公衆衛生大学院武見プログラムに留学し危機管理、外傷疫学、救急医学の研究に従事。2011年東日本大震災に先立ち日本医師会災害医療チームJMATの計画立案に関わり、震災時には福島県にて活動。2012年より現職。専門は救急医学、災害医療、危機管理、原子力災害。趣味は合気道(経験年数30年)、マラソン。

岡村知直 (おかむら ともなお)

医療法人　みなとクリニック　副院長

2010年九州大学卒業。急性期中心の総合内科研修を経て緩和ケアも並行して従事。緩和ケアチーム専従医、緩和ケア病棟診療、慢性期病院での非がん緩和ケア回診、在宅緩和ケア等に従事し、現在は都会のプライマリケア・在宅緩和ケアの立ち上げを行っている。

余命宣告のストラテジー
そのひと手間が訴訟を回避する

2021年1月24日　第1版第1刷　©

編　著	萩原明人　HAGIHARA, Akihito
発行者	宇山閑文
発行所	株式会社金芳堂
	〒606−8425 京都市左京区鹿ヶ谷西寺ノ前町34番地
	振替　01030−1−15605
	電話　075−751−1111（代）
	https://www.kinpodo-pub.co.jp/
組版・装丁	HON DESIGN
印刷・製本	モリモト印刷株式会社

落丁・乱丁本は直接小社へお送りください．お取替え致します．

Printed in Japan
ISBN978-4-7653-1850-1